Aprende Fácilmente
Medicina Tradicional China.

Con un nuevo enfoque didáctico.

Dr. Manuel Enrique Sarmiento R.

Dr. Manuel Enrique Sarmiento R.

Aprende Fácilmente
Medicina Tradicional China.

Con un nuevo enfoque didáctico.

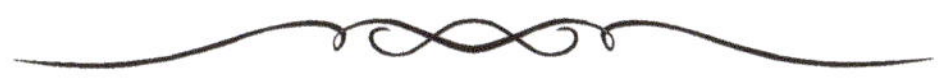

Editorial Excalibur C.A.

Dr. Manuel Enrique Sarmiento R.

Editorial Excalibur C.A.

Teléfono: [58]-[0251]-694 03 90

Barquisimeto, Edo. Lara. Venezuela.

http://www.facebook.com/editorial.excalibur

E-mail: editorialexcalibur@hotmail.com

Diagramación, Digitalización y Montaje: **Lya Aguilera.**

Corrección de texto: **Lya Aguilera y Claudia Acosta.**

Concepto y Diseño de Portada: **Gabriel Acosta.**

Logística: **Gabriel Acosta y Angélica Acosta.**

Compaginación y Encuadernación: **Lya Aguilera, Gabriel Acosta, Arturo Acosta.**

 Dirección General: **Arturo Acosta.**

Asesoría Legal: **Dr. Nelson Gómez Hernández.**

1ª Edición: 1.000 Ejemplares. **Agosto 2013**

Barquisimeto, Edo. Lara

Impreso en los talleres de

Editorial Excalibur C. A.

Aprenda Fácilmente MTCh.

Dedicatoria y Agradecimientos

Doy Gracias a la Fuerza Inconmensurable creadora de todo lo que existe y Co autor de este libro

Al Universo y la Naturaleza (Macrocosmos y Microcosmos), donde están todas las respuestas.

Al Creador, Padre, Dios, Espíritu Santo, Yo Superior, Maestros ascendidos, Guías superiores, Ángeles, Ancestros, todos en Uno, Uno en todos.

A mis maestros y guías terrenales.

A mis padres Yolanda y Miguel, mi esposa Reina, mis hijas Mélenis, Máyeliz, Máyren e hijos Iván, David, Román, mi Familia, impulsores del día a día.

A mis alumnos semillas sembradas para seguir el camino infinito.

Dr. Manuel Enrique Sarmiento Rodríguez

Dr. Manuel Enrique Sarmiento R.

Aprenda Fácilmente MTCh.

Prologo

"Tener en mis manos esta gran información de la Medicina Tradicional China, recopilándose tantos términos teóricos, y sintetizados en este libro que el Dr. Manuel Enrique Sarmiento en sus años como Medico terapeuta docente, ha conformado, sé que es y será para todo aquel ya sea alumno nuevo o capacitado, al igual que a los guías e instructores, una gran herramienta en su formación".

Dr. Alberto Abreu. Maracay. Venezuela.

"Como alumno que fui de sus inicios como instructor y habiendo recibido del Dr. Sarmiento estos fundamentos, con esta metodología que aplica en su docencia, facilito la comprensión y manejo de tan amplia materia teórica y hoy como capacitador aplico de igual manera siguiendo los principios dados en este nuevo enfoque didáctico".

Dr. Elio Ortega. Maracaibo. Venezuela.

Dr. Manuel Enrique Sarmiento R.

"Ver en mi esposo su expresión y energía que irradiaba al recibir como él lo dijo: "la información de sus ancestros", y de esa forma de dar, llegar y sentir a sus alumnos en su Instituto, y expresar que deseaba que esto llegara a todo el mundo, fue lo que me hizo entenderlo y comprender su dedicación a la realización de este libro, para así cumplir su otra misión terrenal".

Sra. Reina Brito.

Introducción

El estudio y aprendizaje de la Medicina Tradicional China requiere, del dominio de una gran cantidad de información teórica, que comprende múltiples nombres, meridianos, puntos, etc., además de términos en lenguaje español y chino, y, también de memorizar y aplicar los mismos, ya sea en la elaboración de la historia, diagnostico o en la terapia. Esto hace exigir un gran esfuerzo para comprender, analizar, comparar y actuar con esta milenaria forma de Medicina.

Por ello se traen estas técnicas metodológicas de memorización, dadas en diferentes mapas, cuadros y reglas que ayudaran a una mayor comprensión y aprendizaje de un gran material, asociado de tal manera que, facilitara tanto al estudiante como al docente, su aprendizaje y manejo teórico práctico de los fundamentos básicos de la Medicina Tradicional China.

Todo esto se inició después de graduarme de Médico Cirujano en la Universidad de Los Andes en el año 1986, y por un convenio llamado "Médicos de Fronteras", que se hizo con las Fuerzas Armadas, fui asignado a el Amazonas, y ahí, entre la selva, el contacto con la naturaleza, y de tantas experiencias vividas y compartidas con la hoy conocida Medicina Tradicional Indígena Shamanica, se despierta en mi la curiosidad y búsqueda de entender que, existía otra forma de abordar y tratar al ser enfermo, y es así con ese gran deseo de aclarar dudas, de investigar, sobre estas tan diversas y diferentes formas nunca nombradas en la Universidad, me llevo a quien fue, mi primer maestro de las llamadas medicinas alternativas o complementarias, el Dr. Alberto Abreu en Maracay, Aragua, Venezuela, y de quien asimile la diversidad de enfoques e interpretaciones de las enfermedades y de los enfermos, ya que el ya venía con muchos años de experiencia y estudios en Acupuntura, Homeopatía, Neuropatía, Terapia Neural, etc., e integrándolas.

Todo esto, nos llevó a conformar el primer grupo de terapeutas y solicitar al Maestro José Luis Padilla Corral fundador de la Escuela Nei Jing en varios países, que así lo hiciera en Venezuela, y es así como asigna a mi segundo Maestro el Dr. Jesús Velásquez, del cual por un gran periodo de tiempo recibí su formación y aprendizaje de esta milenaria Ciencia Médica.

Y así en ese afán continuo de estudio, siguieron conociéndose muchas maestros, guías, orientadores, que ampliaron más los conocimientos en sus diferentes visiones,

Aprenda Fácilmente MTCh.

sumándose y multiplicándose a esa preparación que el Universo fue conformando, para llegar al momento en que soy llamado a dar una clase de suplencia en una Escuela de Medicina China en Caracas, y en la preparación docente de la misma, aceptar, reconocer y sincerarme de que debía haber una manera o forma, de cómo dar este tema tan complicado de asimilar, por el grado de dificultad en su aprendizaje, así como el de enseñarlo, y es ahí, en ese momento para mí, de humildad ante el cielo, que comienzo a recopilar toda esa información y a conformarse una gráfica o esquema que me facilitaría el desenvolver el tema con mayor fluidez y además, entenderlo mucho más fácil, y cual mayor sorpresa que al ir desarrollándolo en su diseño, incluía no solo el tema referido, sino toda la gran información teórica básica y fundamental de la Medicina Tradicional China, lo que la hacía de gran valor para los alumnos, y tanto fue así que presente este esquema, en el Primer Congreso de la Sociedad Científica de Medina Tradicional China de Venezuela, recibiendo grandes elogios por parte de Instructores, maestros, guías y alumnos de otras instituciones.

Es por ello que basándome en años de estudio y de docencia he creado, incluido y mejorado estas herramientas gráficas, dando resultados múltiples, tanto en el área estudiantil como docente, como han sido, el de disminuir la decepción al estudio, mayor asociación entre toda esta gran teoría y conocimientos, y muchas otras más que explicare en este libro y que al final serán de una gran ayuda.

No se pretende hacer otro libro más de Medicina Tradicional China con todos sus enunciados, pero si es importante tocar y revisar una gran mayoría de ellos, ya que el objetivo principal de este libro es como se ha dicho, facilitar su aprendizaje.

Comenzaremos dando este viaje, a lo largo de estos capítulos, recordando precisamente todas estas reglas o leyes universales en las cuales se basa y fundamenta, la gran teoría de la Medicina Tradicional China, pero, con la consiguiente relación e interpretación del grafico o formula que ayude a facilitar el recuerdo o la memorización, y así, dominar los grandes conceptos tanto básicos como avanzados, como lo son por ejemplo, el Inn y Yang, los cinco elementos de la naturaleza, las sustancias o líquidos vitales, las energías Qi y Xue, la circulación de las mismas por los meridianos o canales principales, acoplados y unitarios con sus respectivas nomenclaturas, ciclos horarios, números de puntos, relación con el universo, y mucho mas información adicional, y de cada una de ellas, haremos, una colección y

Aprenda Fácilmente MTCh.

concentración de esa información y así conformaremos la estructura, sea gráfica, tabla, o cuadro y llevándola a un nivel de más fácil memorización y retención que nos sirva de gran ayuda en nuestro ser y hacer, ya sea como estudiante, capacitador, instructor o terapeuta.

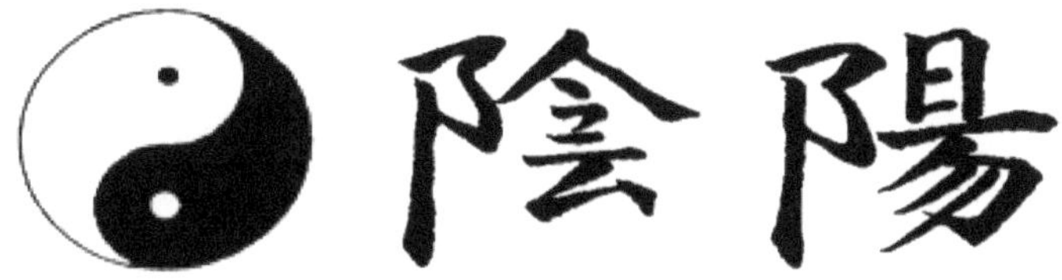

Capítulo Uno

EL INN Y YANG, LOS CINCO ELEMENTOS Y SUS ORGANOS

Uno de los fundamentos básicos en el estudio de la Medicina Tradicional China es el manejo y comprensión del Inn y el Yang, de los cinco elementos de la naturaleza Agua, Madera, Fuego, Tierra y Metal con sus correspondencias propias e individuales y que van conformando esa integración del ser con el universo, de esa relación del macrocosmos y el microcosmos y que nos hace ver que somos un reflejo en nuestro cuerpo interno del exterior, y así podemos asociar a cada elemento de la naturaleza partes o zonas de nuestra estructura física, mental y emocional.

Así podemos decir que cada elemento se relaciona con un Órgano y una entraña propia que lo representa, y aparece nuestro primer grafico que nos muestra a estos cinco elementos con cada representante orgánico y de ahí entender y comprender la ley generacional o ley Madre e hijo que nos los indica las flechas

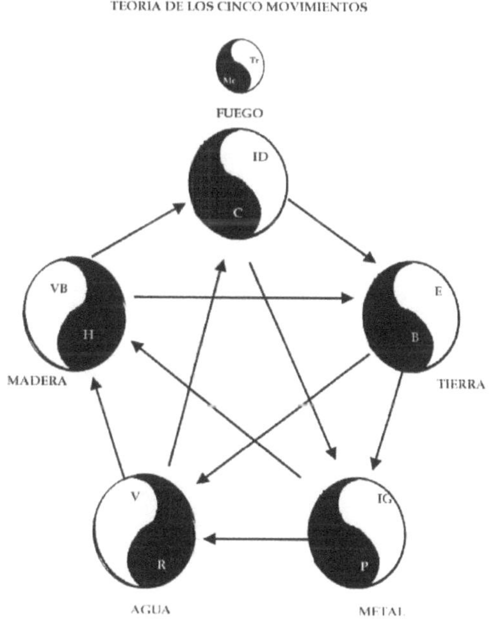

externas donde Agua crea o es la madre de la Madera, la Madera crea o es la madre del Fuego, el Fuego es la madre o crea a la Tierra y la Tierra es la madre o crea al Metal, y a su vez la ley de dominancia o control donde Agua apaga o controla al Fuego, el Fuego controla o funde al Metal, el Metal corta o controla a la Madera, la Madera penetra y controla a la Tierra con sus raíces, y la Tierra contiene, sostiene absorbe y controla al Agua.

Así también de esta grafica podemos ya integrar el concepto y relación de Órganos Inn (Zang), con su respectivo color oscuro (negro) y Órganos Yang o entrañas (Fu), con su color claro (rojo), y entonces extraer lo que va a conformar la **base estructural** de información en una sola grafica de todos o casi todos los conceptos que debemos manejar. Para ello simplemente tomaremos la primera letra o sigla que le corresponda a cada una de ellas por ejemplo Maestro de Corazón se identificara con las siglas Mc y los colocaremos agrupando todos los órganos Inn en la parte inferior recordando que lo Inn es lo profundo, abajo, interno, etc., y los Órganos Yang o entrañas en la parte superior recordando que lo Yang es arriba, superficial, externo, etc., quedando entonces la gráfica de esta manera:

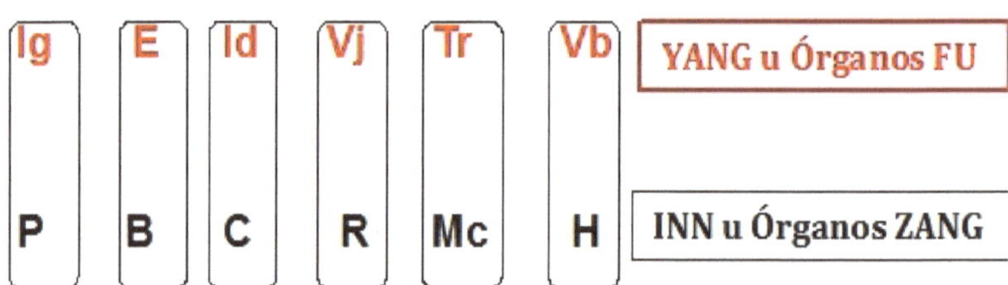

Aprenda Fácilmente MTCh.

Donde lo rojo es lo Yang y lo negro es Inn y agrupados en lo que son llamados canales acoplados, dando así 6 parejas de grupos de órganos, estos grupos conformados en los llamados elementos de la naturaleza. A su vez vemos como el Fuego esta doble representando lo que es llamado el Fuego terrestre o físico, y, el llamado fuego Celeste o Superior inmaterial o también conocido como el Fuego que anima a la estructura física, ahora esta secuencia de colocación no es arbitraria a pesar de no seguir la ley de generación ni de control, tiene inmersa en si el gran secreto de todo lo que nos va a dar esta disposición, lo explico a continuación.

Ciclo Horario de la Circulación Energética

Es dicho según la tradición que de las 24 horas del día la mitad, ósea 12 horas es Inn y las otras Yang, si dividimos las 24 horas del día entre esos 12 órganos nos dará 2, lo que explica el enunciado tradicional de que cada 2 horas la energía se concentra con mayor fuerza en un órgano en particular y va rotando siguiendo una secuencia, que según la teoría nos dice que es de la siguiente manera y así no las han dado:

Comienzo del ciclo a las 3:00 a.m. El orden pues es el siguiente:

Pulmón → I. Grueso → Estómago → Bazo-Páncreas → Corazón → I. Delgado → Vejiga → Riñones → Maestro de Corazón → Triple Recalentador → Vesícula biliar → Hígado para enlazar de nuevo con el Pulmón, iniciando así los sucesivos ciclos.

O también lo hemos visto de esta manera:

Pulmón	3 a 5 mañana
I. Grueso	5 a 7 mañana
Estómago	7 a 9 mañana
Bazo Páncreas	9 a 11 mañana
Corazón	11 a 1 Tarde
I. Delgado	1 a 3 tarde
Vejiga	3 a 5 tarde
Riñón	5 a 7 tarde
Maestro C.	7 a 9 noche
Triple R.	9 a 11 noche
Vesícula B.	11 a 1 mañana
Hígado	1 a 3 mañana.

Todo esto conlleva a tener que aprender de memoria esta secuencia lógica, pero he aquí la explicación de la secuencia o disposición adoptada en nuestra grafica o tabla conformada. Si colocamos la hora que corresponde al Pulmón que es de 3 a 5 am., en la tabla y simplemente seguimos una secuencia como la ley de las ondas que tienen subidas y bajadas ósea secuencia de arriba a abajo y de abajo hacia arriba, que es la secuencia de la vida, de la luz, del sonido, etc., nos dará:

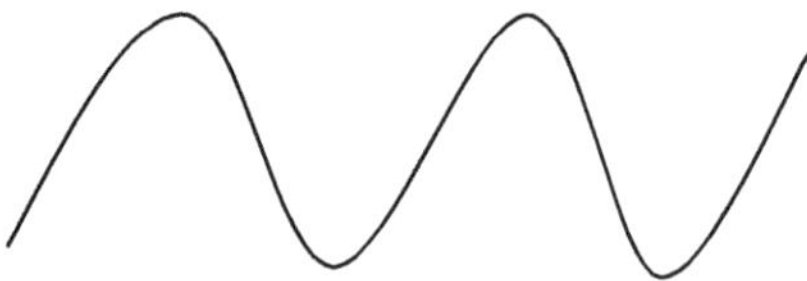

Así llevamos eso a esta secuencia conformada y nos dará:

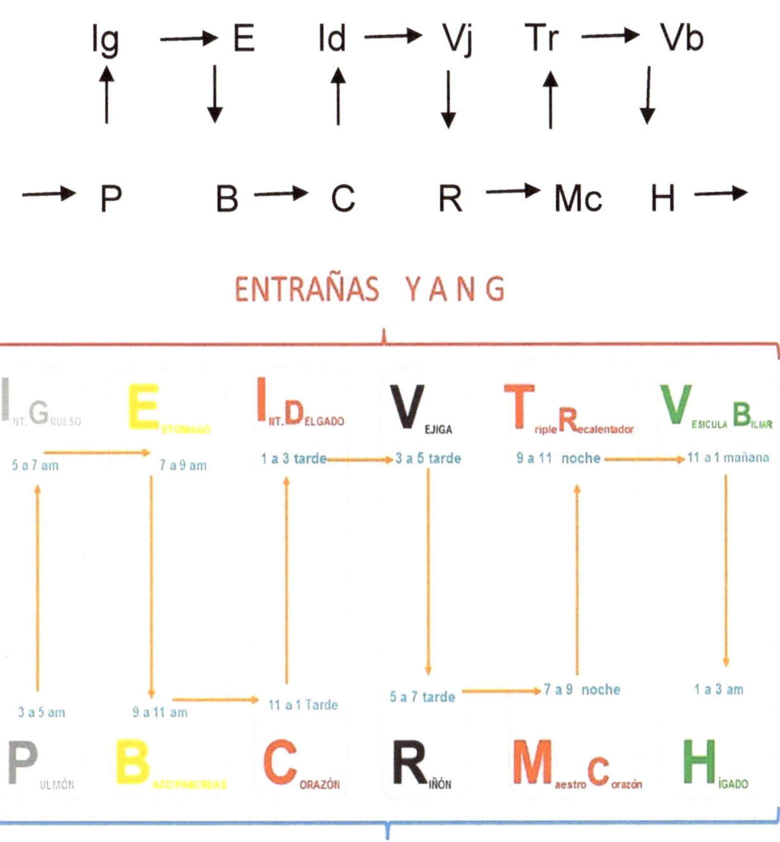

Fíjense que cada órgano ya tiene incluido su color correspondiente al elemento que representa sea Inn o Yang, están agrupados en parejas que son los llamados canales acoplados y a su vez nos da la hora que se concentra el máximo de su energía, ahora comprendiendo ya el porqué de este orden, lo siguiente seria encontrar una fórmula o método que me permita aprendernos o memorizar esta secuencia.

Tomando en cuenta esto, que es básico e imprescindible manejarlo y de gran aporte para todo lo que englobara el conocimiento y aprendizaje de la Medicina Tradicional China (MTCh), he conformado en base a técnicas de memorización tomando esta secuencia de letras y en vez de recordarlas de manera individual, crear un solo nombre que facilite este propósito, para ello solo tomo la primera letra o sigla de cada uno de ellos y de acuerdo a esta secuencia presentada a seguir me será más fácil recordar por ejemplo que:

"Pedro Barata Compro un Regalo Muy Caro a su Hijo"

P   B   C   R   Mc   H

Donde **P** de **P**edro es a **Pulmón**, **B** de **B**arata es a **Bazo**, **C** de **C**ompro es a **Corazón**, **R** de **R**egalo es a **Riñón**, **Mc** de **M**uy caro es a **Maestro de Corazón** y **H** de **H**ijo es a **Hígado.**

Y así sucesivamente a cada uno de ellos colocarle una relación con su entraña acoplada **Ig** de Intestino grueso a **P** de Pulmón, **E** de Estomago a **B** de Bazo, **Id** de Intestino delgado a **C** de Corazón, **Vj** de Vejiga a **R** de Riñón, **Tr** de Triple Recalentador a **Mc** de Maestro de Corazón y **Vb** de Vesícula biliar a **H** de Hígado, o recordar otra oración más fácil de recordar por ejemplo que:

Aprenda Fácilmente MTCh.

"Ignacio Está Intentando dejar los Vicios, Juegos, Tragos el Vino y el billar"
Ig   E   Id   Vj   Tr   Vb

Tenemos otras que también pueden permitirnos recordar esta secuencia, como por ejemplo la que le dio un hijo de uno de mis alumnos al estar acompañándolo y oír que el repetía varias veces esta oración completa, se le acerco, le pregunto y le sugirió que sería más fácil recordarlo diciendo que:

Un **P**ollo **B**onito **C**ome **R**ico **M**aíz **c**on **H**arina, que les parece.

P   B   C   R   Mc   H

O puede cada uno de ustedes hacerla, ya con esta idea, asi es, crear un nombre completo y único, que permita recordar todos los demás y **mantener** esta secuencia, que es la base de toda la información a seguir, agregándole una gran cantidad de elementos gráficos, en líneas, colores, círculos horizontales y verticales, números y nombres que se aplican a cada uno individual y grupal, que facilite de una manera visual, gráfica y textual, manejar recordar y relacionar, tan gran cantidad de información teórica, básica e indispensable en el proceso del aprendizaje de estas reglas o leyes como lo haremos en el transcurso del próximo capítulo.

22

Aprenda Fácilmente MTCh.

Capitulo Dos

Canales o Meridianos Principales y Canales Unitarios

Distribución y Nomenclatura. Manos y Pies
Circulación Centrípeta o Centrifuga

Vamos a iniciarnos en un tema como lo es el del conocimiento, relación, interpretación y manejo de los canales o meridianos por donde circula la energía, que constituyen la vía substancial de comunicación para el Qi (energía) y Xue (sangre), y que a su vez debido a la gran información que representan, es uno de los grandes motivos de abandono, frustración y deserción en el estudio de la Medicina Tradicional China, ya que requiere del completo y absoluto dominio, de todo lo referente a ellos, como lo es por decir, su vinculación con los órganos y a las entrañas, así los llamados 12 canales principales pertenecientes a los elementos de la naturaleza, su recorrido por todo el cuerpo desde el principio al final, la manera como circula sea centrifuga o centrípeta, su nomenclatura propia como canal y a su vez asociarlos a la energía que poseen y relacionarlos, que es lo más complicado, ademas su propio nombre en idioma chino con su respectiva traducción que conforman estos, pero, en una asociación diferente, que son los llamados canales unitarios, y todo esto básico, imprescindible y necesario para lo que sería más adelante el diagnostico, terapia, técnica a decidir realizar y el tratamiento a indicar.

Por todo esto haremos un recorrido por las formas didácticas de aprendizaje que han utilizado diferentes autores, para después de ello, resumir e incluir en la gráfica que hemos venido conformando, para luego, por decir ir de lo complicado a lo sencillo.

Canales principales

Tres Inn de la mano

{ Tai Inn del pulmón

Shao Inn del corazón

Jue Inn del maestro de corazón.

Tres Yang de la mano

{ Tai yang del intestino delgado

Shao yang del triple recalentador

Yang ming del intestino grueso

Tres Inn del pie

{ Tai Inn del bazo

Shao Inn del riñón

Jue Inn del hígado

Tres Yang del pie

{ Tai yang de la vejiga

Shao yang de la vesícula biliar

Yang ming del estómago

Aprenda Fácilmente MTCh.

Todos los canales yang del miembro superior comienzan en la extremidad de los dedos de la mano y terminan en la cabeza.

Todos los canales yang del miembro inferior comienzan en la cabeza y terminan en la extremidad de los dedos del pie.

Todos los canales Inn del miembro inferior comienzan en la extremidad de los dedos del pie y terminan en el tórax.

Todos los canales Inn del miembro superior comienzan en el tórax y terminan en la extremidad de los dedos de las manos.

Canales Inn:		**Canales Yang:**	
Shou Tai Inn	Pulmón	Shou Yang Ming	Intestino grueso
Shou Jue Inn	Maestro del Corazón	Shou Shao Yang	Triple Calentador
Shou Shao Inn	Corazón	Shou Tai Yang	Intestino Delgado
Zu Tai Inn	Bazo	Zu Yang Ming	Estómago
Zu Jue Inn	Hígado	Zu Shao Yang	Vesícula biliar
Zu Shao Inn	Riñones	Zu Tai Yang	Vejiga

Y en este cuadro, otra forma en que lo hemos estudiado. Y ahora ademas tendremos que incorporar el sentido de circulación de los canales, y es la muy bien presentada en el

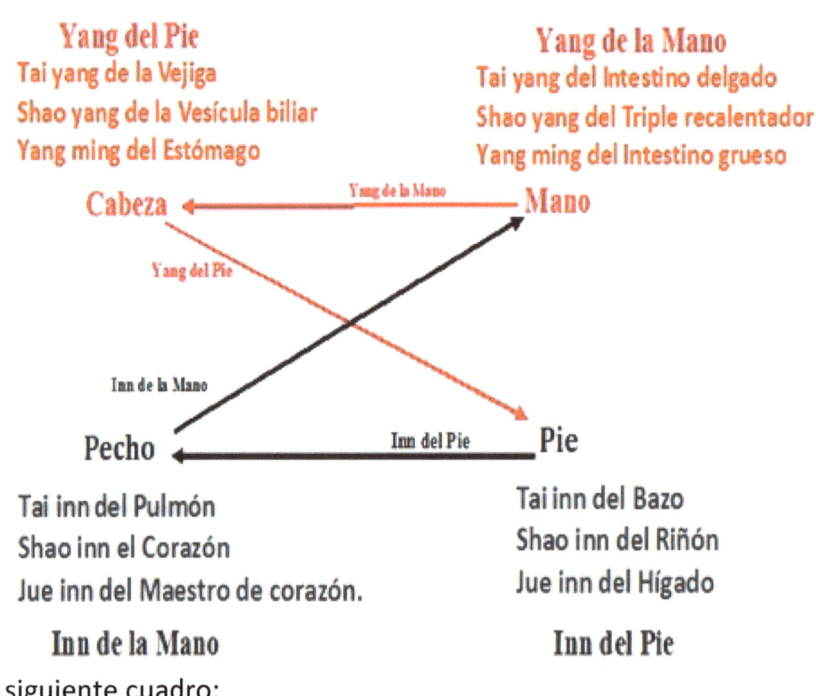

siguiente cuadro:

Ahora pasaremos a resumir todo esta gran información de este gráfico y además que facilite el memorizarlo y manejarlo para que precisamente sea una herramienta útil, y lo haremos de la siguiente manera: primero tomando como base los sitios de intercambio de la energía como lo son las **manos, pies, cabeza y pecho** y diremos entonces de una forma general, los Canales Yang de la Mano parten de las **manos** para ir hacia la **cabeza,** le siguen los Canales Yang del Pie que parten de la **cabeza** para ir hacia los **pies**, luego de los pies parten Canales Yin de los Pies que

Aprenda Fácilmente MTCh.

ascienden hacia el **pecho** para seguir con los Canales Yin de la Mano, que parten del **pecho** y van hacia las **manos**. Como pueden ver es mas practico y facil para memorizarlo y a la vez comprenderlo.Ahora bien incorporemos toda esta información teórica en el grafico que dejamos en el capítulo uno y así integrar.

Paso a explicar cómo está incluida en este grafico toda la información revisada de los canales, fíjense que la base es la misma que traemos del capítulo anterior y ahora los agruparemos en parejas, pero de manera horizontal quedando tres parejas Inn en la parte inferior y tres parejas Yang en la superior.

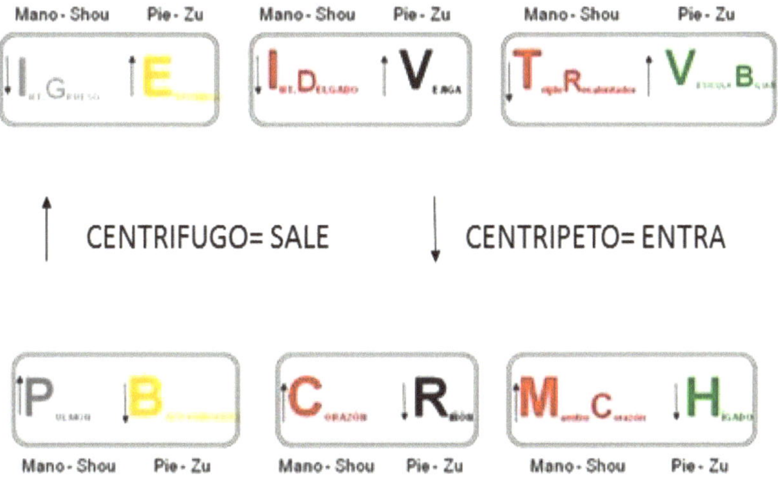

Cada pareja será los llamados seis **canales unitarios**, a su vez se agrega de manera secuencial y horizontal si pertenecen a mano y pie y su forma en lenguaje Chino Shou para mano y Zu para pie, quedando una secuencia de mano shou y pie zu, mano shou y pie zu, mano shou y pie zu en cada unitario, y ya dando también la información de cada uno de ellos si pertenecen a yang o Inn y a su vez si son de mano o de pie.

Por ejemplo vemos que Pulmón es Inn y a su vez vemos que es de mano ósea Shou Inn específicamente él es Shou Tae Inn, pero este nombre completo de Tae lo veremos más adelante, por lo tanto el canal del pulmón es uno de los **tres canales Inn de la mano** y a su vez nos dice que los otros canales Shou Inn osea Inn de la mano son Corazón y Maestro de Corazón, así por igual quedarían los **tres canales Inn del pie** o Zu Inn que serían entonces Bazo, Riñón e Hígado; en otro ejemplo vemos el canal de vejiga, es un yang del pie o Zu Yang, por lo cual el canal de Vejiga es uno de los tres Yang del Pie, siendo los otros Yang del pie Estomago y Vesícula biliar.

Direccionamiento o Sentido circulatorio energético de cada canal

Veremos ahora una flecha al lado de cada sigla, que corresponde a cada órgano y entraña ya sea apuntando hacia arriba, que nos dice que la circulación energética de ese canal es en sentido **centrifugo**, ósea que van del centro a la periferia, o lo que es igual decir, que terminan en los dedos de las manos o de los pies, como son los casos de los canales Yang del pie (E- Vj- Vb) y los Inn de la mano (P- C- Mc).

Al igual, si tiene una flecha que apunta hacia abajo se refieren a los canales cuya circulación energética es en dirección **centrípeta** ósea, de la periferia van hacia el centro, o que estos canales comienzan en la punta de los dedos de las manos como

Aprenda Fácilmente MTCh.

son los casos de los canales Yang de la mano (Ig- Id- Tr), o de la punta de los dedos de los pies como son los Inn del pie (B- R- H).

Y ahora el secreto de aprenderse o memorizar todo esto, está en que, si partimos por ejemplo de Shou Inn ósea Inn de la Mano, ósea Pulmón, (ver grafico), el cual tiene una flecha hacia arriba que significa que es un canal centrifugo, cuya dirección va del pecho hacia uno de los dedos de las manos, y desde ahí colocamos en secuencia inversa las flechas, ósea, una hacia arriba la siguiente hacia abajo, y así sucesivamente, verán, que, sin necesidad de memorizarlo, cada una ya esta en secuencia, y me dice quién es centrípeto y quien es centrifugo, e incluso, pueden seguir la secuencia de acuerdo a como se explicó con el ciclo horario,(ver ciclo horario), o pueden hacerlo en forma lineal, y verán que cada pareja ya sea acoplado o unitario, son opuestos en dirección.

Nombres de los Canales Unitarios

Continuando con lo referente a Canales, ahora veremos cómo asignarle a cada uno de ellos su respectivo nombre de acuerdo al Canal Unitario que representan, ya sea utilizando la nomenclatura en Chino, en español, o la combinación de estos, como es presentada en muchos libros editados y como hemos explicado en el repaso de este capítulo, y que ya termina de conformarse en nuestra gráfica.

Tomando como siempre la base de la gráfica:

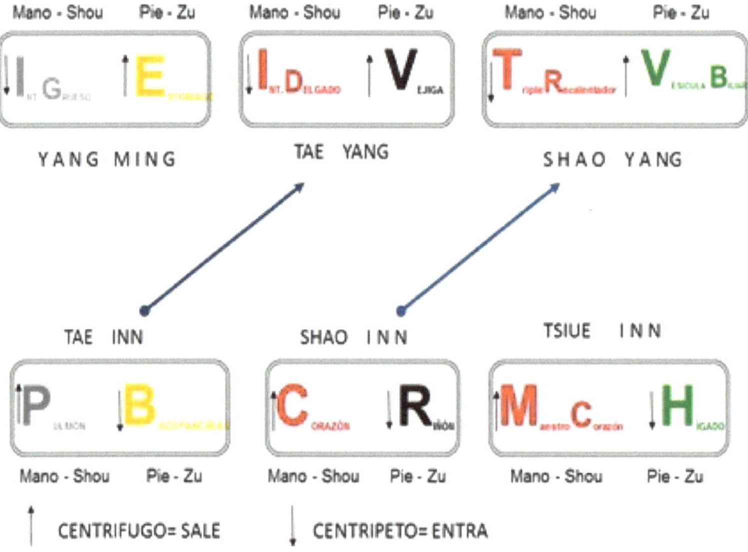

Fíjense que le hemos agregado a cada pareja o lo que es igual decir a cada canal unitario su respectivo nombre en Chino, pero algo adicional que tomaremos en cuenta es que Tae Inn (P- B) y Tae Yang (Id- Vj) se encuentran **diagonalmente** el uno del otro, indicado en la flecha azul que los une, así mismo Shao Inn (C- R) y Shao Yang (Tr- Vb), lo que facilita el hacer memoria fotográfica de estos para luego ubicarlos, quedando una pareja Inn que sería el Tsiue[1] Inn (Mc- H) y una pareja Yang (Ig- E) que sería el Yang Ming, y así ya tenemos a todos ubicados en su respectivo canal unitario y con su información particular.

---

1 Tsiue y Jue son dos formas foneticas escritas asi y que se refieren al mimo canal H-Vb.

Aprenda Fácilmente MTCh.

Entonces tomemos ejemplos para resumir lo dado en este capítulo, si en un libro o lectura del tema nos encontramos que hacen referencia al Shou Tae Inn o también llamado Tae Inn de la mano, al ubicar nuestra memoria fotográfica o recurrir a esta grafica veremos que Tae Inn es la pareja Inferior derecha y que ahí están Pulmón y Bazo pero Pulmón es a la mano y Bazo es al pie, lo cual nos facilita ubicar al Shou Tae Inn o tae Inn de la mano con el Pulmón y que además me dice que es un canal cuya circulación energética va en sentido centrifugo o sea que es un canal Inn de la Mano y este canal Inn de la mano se inician en el pecho y termina en la mano al igual que Corazón y Maestro e Corazón.

Otro ejemplo: nos preguntan o queremos saber información referente a Vesícula biliar, y recurrimos a la gráfica textual o a nuestra llamada memoria fotográfica y vemos que esta entraña está ubicada en la parte superior derecha, que tiene una flecha hacia arriba y que es Zu o pie, lo que nos pretende decir es, que ahí está el Shao Yang, y que vesícula es el Zu Shao yang, y que la flecha en dirección hacia arriba, nos permite recordar que su dirección energética es centrifuga y que por ser un canal Yang del pie, comienza en la cabeza y su último punto está en el dedo del pie, al igual que Zu Tae Yang (Vejiga) y Zu Yang Ming (Estomago).

32

CAPITULO TRES

Contenido de los Canales en Qi Energía Yang y Xue Sangre Inn.

Número de puntos. Relación con su Naturaleza Filosófica.

Recordemos algunos conceptos básicos sobre Qi (energía), Xue (sangre), y el Jing (esencia) del riñón. El Qi, el Xue y el Jing, son las sustancias nutritivas, y que estas constituyen las materias básicas para las actividades vitales del cuerpo humano. Según la teoría Inn-Yang: **Qi es Yang y Xue es Inn**, Qi es quien comanda la sangre y Xue es la madre de Qi. A su vez la sangre alberga al **Shen** = Mente o Espíritu.

Qi depende de Xue y circula junto a ella, como el oxígeno siempre depende de Xue, la distribución del Qi por todo el cuerpo depende de la circulación del Xue. Qi requiere de la nutrición constante de la sangre, todos los órganos realizan su función Yang, nutriéndose a través de las esencias y nutrientes sanguíneos (Inn). Así se desarrollan las actividades fisiológicas del organismo, por lo tanto existe una relación de interdependencia entre Qi y Xue. El Qi se pierde junto con la sangre (Xue), Mientras circula Qi, Xue corre; cuando Qi se estanca Xue se detiene.

Por ello el equilibrio entre Qi y Xue, energía y sangre, es lo que mantiene la salud, y, el terapeuta debe conocer todo lo referente a las mismas, para a la hora de diagnosticar el desequilibrio, pueda el restablecer o pretender reorganizar a través del manejo de estas, en los canales o meridianos y sus puntos. Por esto es importante conocer no solo el trayecto de la energía como lo indicábamos en el capítulo anterior sino también que calidad y cantidad de energía o sangre circula por ellos, para luego aplicar la técnica precisa para restablecer este sistema.

La **tonificación** y la **estimulación** así como la **dispersión** y la **sedación**, en la acupuntura constituyen métodos terapéuticos diferentes, establecidos de acuerdo con la teoría de usar el método de tonificación o estimulación para los síndromes de tipo **Xu** (deficiencia), y el método de dispersión o sedación para los síndromes de tipo **Shi** (exceso). Dice el libro titulado Qianfinfan, que la tonificación y la dispersión de la acupuntura son métodos primordiales. **La tonificación** sirve para activar el factor anti patógeno y estimular las funciones debilitadas; el **método de dispersión** es para eliminar los factores patógenos y hacer recuperar las hipofunciones hasta normalizarlas. Tanto la **tonificación** como la **dispersión** desempeñan el papel de regular las funciones de los órganos internos zang-fu (Yang-Inn), y también de mantener el equilibrio entre Inn-Yang por medio de la punción o manipulación de los puntos, y activar el Qi de los meridianos, porque, regular la energía (Qi) es lo fundamental para obtener efectos terapéuticos.

Una técnica descrita es dirigir la punta de la aguja o el masaje, en dirección del sentido de la corriente del meridiano, en caso de querer tonificar o estimular y lo contrario sería dirigir la punta de la aguja en dirección contraria al sentido de la corriente del meridiano para dispersar o sedar, junto con esto, el conocer la característica y contenido propio de cada canal es imprescindible, y así nos lo han descrito en los diferentes textos de esta manera:

Aprenda Fácilmente MTCh.

Shao Yang: TR/VB

Shao Inn: C/R   } "Más energía que sangre"

Tae Inn: P/Bp

Tsiue Inn: Mc/H.   } "Más sangre que energía"

Tae Yang: ID/V

Yang Ming: IG/E.   } "Igual sangre e igual energía"

Observen como aquí tambien se da lo de la ley universal del 1 Yang ming,2 Tsiue Inn y Tae Yang y 3 los demas.

TÉCNICAS DE MANIPULACION DE LAS AGUJAS	
TONIFICACION	**SEDACIÓN**
• Dar energia al meridiano.	• Quitar energia al meridiano.
• Nutrir el ciclo Sheng.	• Bloquear el ciclo Sheng.
• Se coloca la aguja en el sentido del canal.	• Se coloca la aguja en el sentido contrario del canal.
• Se tonifica en vacios.	• Se seda en las plenitudes.
• Tonificando a la madre acelero el ciclo Sheng.	• Sedando al hijo inhibo el ciclo Sheng.
• Se hace en el punto madre.	• Se hace en el punto hijo.
• Se realiza en cada punto de tonificación de cada M.P.	• Se realiza en cada punto de sedación de cada M.P.
ESTIMULAR	**DISPERSAR**
• Es provocar la reacción del punto.	• Es reducir, liberar acúmulos de energia al exterior a través de un punto determinado.
• Se realiza en cualquier punto que no sea el de tonificación.	• Desconcentrar el acumulo de energia en un área determinada.
	•Se realiza en cualquier punto que no sea el de sedación.

Ahora volviendo a el objetivo de este libro que es la de mostrar la forma más fácil de memorizar toda esta gran información dada desde la antigüedad, y resumirla de una manera que facilite su recuerdo y manejo, ya sea tanto para su estudio, comprensión y uso, y así lograr un efectivo diagnóstico y por consecuencia efectivo tratamiento, volvamos a la gráfica que hemos ido desarrollando, y, anexando esta información, veremos cómo nos suministra desde otra perspectiva su retentiva:

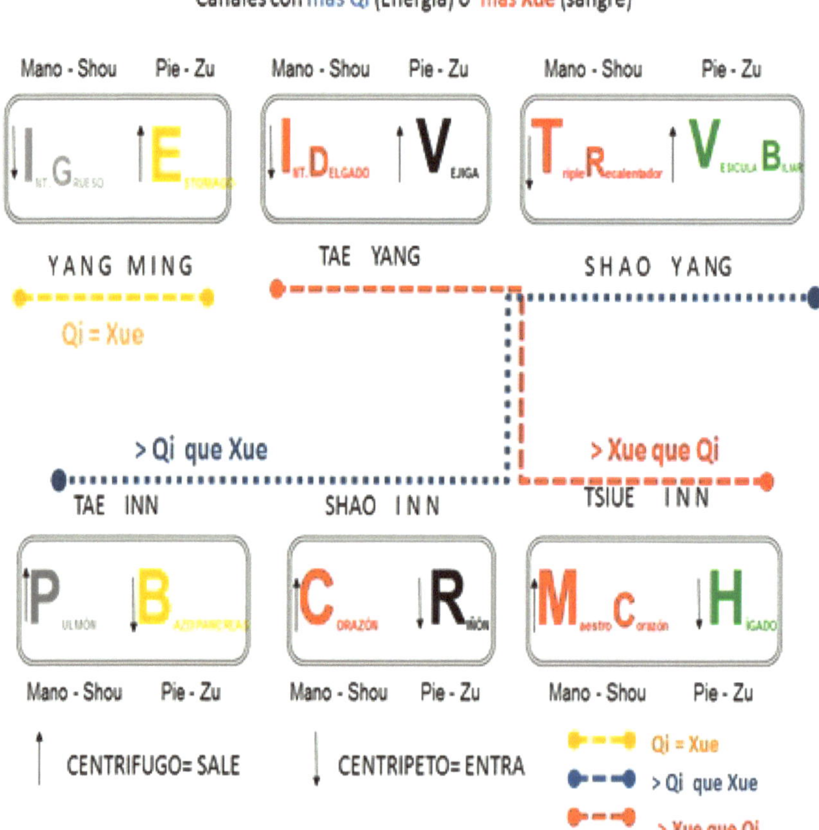

Aprenda Fácilmente MTCh.

Observemos que cada canal unitario le corresponde un color específico y único, siendo para la línea punteada de color amarillo el **Yang Ming**, lo que nos dice, que tanto el canal de Intestino grueso como Estomago poseen igual Qi y Xue (energía = sangre); así como los canales que tienen más energía que sangre (> Qi que Xue), la veran en color azul la línea punteada, y serán Pulmón y Bazo pertenecientes al **Tae Inn**, el Corazón y Riñón al **Shao Inn**, y el Triple Recalentador y Vesícula biliar al **Shao Yang**; y nos queda que Intestino delgado y Vejiga que conforman el **Tae Yang** y Maestro de Corazón e Hígado al **Tsiue Inn**, son los que poseen más Sangre que Energía (> Xue que Qi), y están asignados con la línea punteada en el color rojo.

Es sorprendente como en esta grafica se puede incluir tanta información valiosa e importante y además con tantas características propias individuales que facilitan tanto el aprendizaje como también la docencia a la hora de explicar un tema tan complicado y extenso, y que es una de las causas de decepción y deserción en el estudio de la Medicina Tradicional China.

Pero continuemos que aún hay más que agregar a esta gran herramienta. Resulta que dentro de la Filosofía del Taoísmo y su relación con la Naturaleza se conforma la Ley Universal del tres, triada, o trinidad, de acuerdo a la visión con que se tome esta y que enuncia: "El Uno crea al Dos, el Dos crea al Tres y este a los diez mil seres o todo lo que existe".

Vemos que en este legado está inmerso todo, como gran ley universal, lo vemos en los colores, los tres colores básicos, amarillo, azul y rojo, también en las diferentes filosofías, Padre, hijo y Espíritu Santo, Batha, Phyta y Kappa, los tres Recalentadores o fogones, etc., como en las partes del cuerpo, Cabeza tronco y extremidades, o si tomamos el miembro superior brazo, antebrazo y mano, o el dedo en sus tres falanges, y asombrosamente en la distribución celular embriológica del ser, Ectodermo, Mesodermo y Endodermo y así múltiples ejemplos que validan esta Ley. Pero en la filosofía china tenemos una que abarca el todo, que es la del Cielo arriba representando al **Uno:** lo celeste, el creador, la fuerza universal, lo no visible, lo no concreto, lo no material, lo perfecto, el circulo, etc.

Luego el **Dos:** la Tierra abajo, lo terrenal, lo físico, lo material, lo concreto, el cuadrado, y entre ellos

El **Tres:** el ser, el intermediario, la integración, el triángulo.

Es así como le agregamos estas tres formas geométricas y lateralizando a la gráfica, vemos con gran encaje y sincronía, la información de que los canales

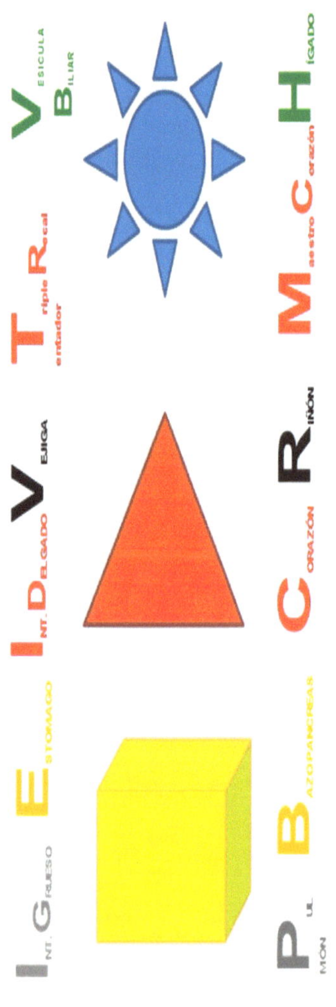

Aprenda Fácilmente MTCh.

Celestes son Shao Yang y Tsiue Inn, los Humanos son Tae Yang y Shao Inn y los terrestres son Yang Ming y Tae Inn.

Ya inmersos los canales en cuanto a su nomenclatura individual y grupal, pasaremos a agregar ahora el número de puntos que posee cada canal o meridiano en el mismo gráfico:

Nº de puntos de cada canal

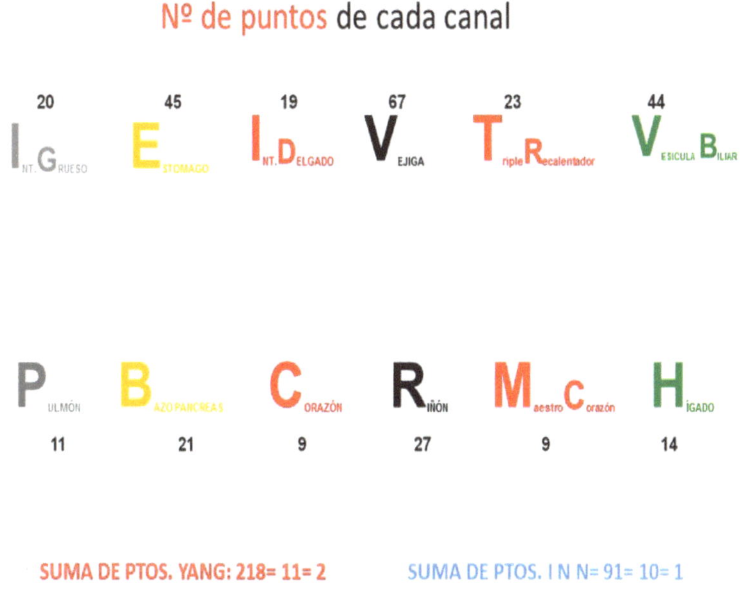

Como podemos observar se han agregado el número de puntos a cada canal, pero algo que es sorprendente desde el punto de vista numerológico es, la sumatoria de ellos, en la cual si sumamos los puntos de cada canal Inn nos daría un total de **91** puntos, y al sumar estos dos dígitos daría **10**, que al sumarlos daría **Uno**; así mismo con los puntos de cada canal Yang suma un total de **218** puntos y al sumar cada digito nos da una suma de **11** y estos darán el **dos,** y al sumar todos los puntos Inn y Yang dará un total de **309** puntos que sumados sus dígitos daría **12** que sumados dan el **tres**. Como verán se da aquí también lo de la ley universal del tres.

En resumen nos queda una tabla o grafica con toda esta información: (Ver en Anexos en mayor tamaño).

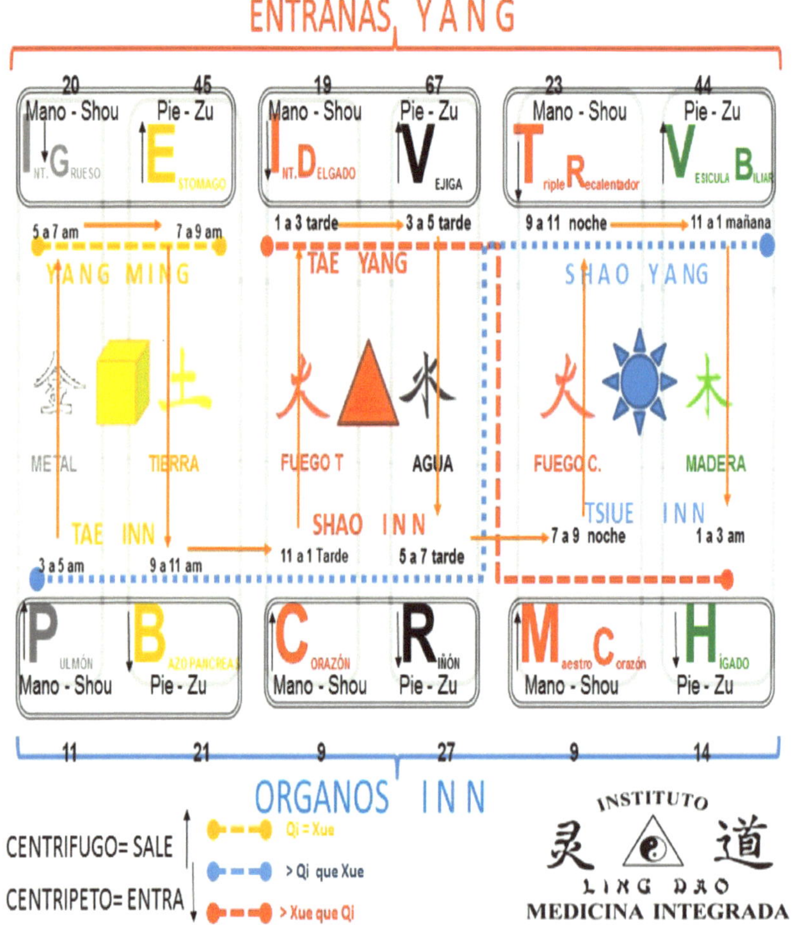

Aprenda Fácilmente MTCh.

Para resumir tomemos por ejemplo el Maestro de Corazón (Mc), para que aprecien toda la información que nos da esta gráfica: vemos que Mc pertenece al órgano Inn del Fuego Celeste, por eso el rojo, color del fuego, y que esta acoplado al canal Yang del Triple recalentador (Tr) y, a su vez esta unitario con Hígado (H), que su nombre es Shou Tsiue Inn, o el canal Tsiue Inn de la mano, y que en el (Mc), circula más sangre que energía en dirección centrifuga o sea se inicia en el pecho y termina en la mano, y que su hora de máxima concentración de energía es de 7 a 9 pm y que posee nueve (9) puntos en su recorrido. ¿Qué Tal,?...¿Como les parece?.

Se anexa al final de este libro esta grafica en tamaño mayor para que sea utilizada como herramienta diaria en nuestra formación o en nuestra consulta.

42

CAPITULO CUATRO

PROCESO DE PENETRACION DE LA ENERGIA CLIMATICA O PERVERSA

ENERGIA NUTRICIA IONG – DEFENSIVA WEI

En la Medicina china, la vida se basa en tres conceptos esenciales, llamados a veces **San Bao** (Tres Tesoros): **Shen** (Espíritu). **Jing** (Esencia) y **Qi** (Aliento o Energía). Sin embargo, como uno de los fundamentos de la medicina china es la relación permanente entre las fuerzas espirituales y materiales, tanto en el ser humano como en el universo, estos tres conceptos se abordan siempre junto con el de **Xing** (Forma, Cuerpo). La medicina china es fruto de una filosofía naturalista, en la que las actividades mentales, emocionales, fisiológicas o sociales son las expresiones múltiples de un mismo principio vital.

Los conceptos de **Shen, Jing** y **Qi** son indisociables. Sin *Shen*, conciencia organizadora, la vida no puede manifestarse. Por otra parte, el *Jing* es indispensable para la presencia del *Shen* en el cuerpo, tal como lo expresa el siguiente principio taoísta: «La transformación del *Jing* hace el *Shen* (*Jing Hua Wei Shen*).» Sin embargo, el *Jing* en sí mismo no tiene ni forma ni movimiento, sino que necesita el *Qi* para entrar en actividad.

Además, el *Qi* es necesario para producir y mantener la presencia del *Shen*, que no podría mantenerse sin que sean reguladas y mantenidas la Sangre, las Vísceras y los Meridianos, controlados y recorridos por el *Qi*.

Finalmente, el *Qi* no podría manifestarse bajo una forma individual sin el impulso del *Shen* para configurarlo, o sin la presencia del *Jing* para definir la trama y el hilo conductor de sus transformaciones.

Toda esta información queda resumida en un solo grafico presentado a continuación, y que conjuga estos conceptos tanto filosóficos como energéticos, evidenciando que la estructura física o cuerpo alberga a estas y a su vez cada una de ellas actúa y modifica la estructura de acuerdo a su estado, lo que es demostrable y visible ante todo ser, y es, que nuestras emociones, esencia y energía en todas sus variables, conforma lo que cada uno de nosotros somos y que por lo tanto es modificable de acuerdo al estado de cada una de ellas.

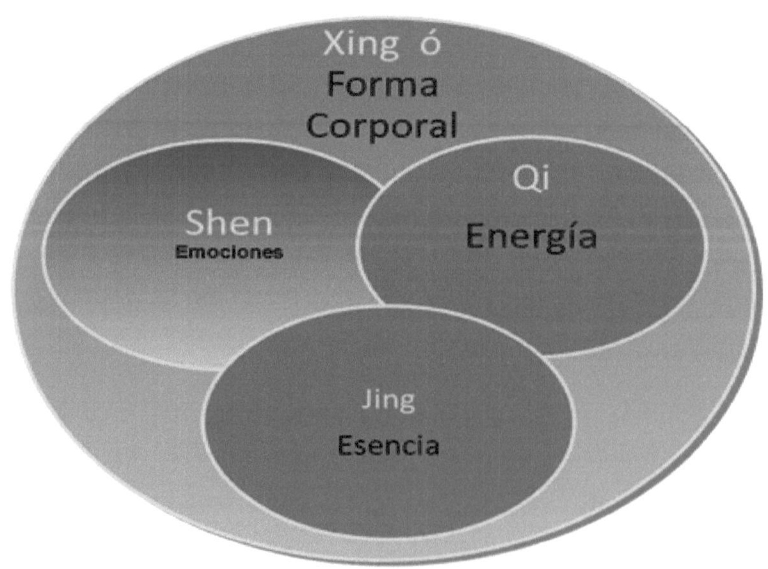

Aprenda Fácilmente MTCh.

ENERGÍA PERVERSA EN LOS ÓRGANOS Y ENTRAÑAS

La energía perversa penetra en los órganos y entrañas:

- **por la vía de los meridianos:** las energías perversas son las energías cósmicas o climaticas (frío, calor, viento, humedad y sequedad), que no son otras más que las energías de las estaciones que representan al cielo.

- **por la vía digestiva:** las energías perversas provienen de los alimentos, representan a la tierra.

En patología, la enfermedad pasa de un órgano a otro siguiendo sus relaciones. Se dice que evoluciona normalmente siguiendo la ley de los cinco elementos. Por el contrario, cuando el órgano alcanzado por la energía perversa posee igualmente signos de vació o de plenitud de su energía, la enfermedad se vuelve compleja.

Por ello, nuestro estudio consiste en describir los caracteres de las enfermedades de los cinco órganos y seis entrañas, provocadas por:

- la energía perversa o climaticas (frío, calor, etc...); y

- las perturbaciones de la energía en sí misma (vació, plenitud).

Según So Ouenn (Cap. 56):

- "Todos los meridianos principales tienen vasos secundarios (meridianos Tendino Musculares o TM), que los relacionan con la epidermis. Cuando el cuerpo es alcanzado por la energía perversa, ésta pasa primero a estos vasos secundarios para penetrar luego en los meridianos principales."

- Lo que viene a decir que, en las afecciones de origen externo, la energía perversa ataca primero al exterior (meridianos TM), luego evoluciona hacia el interior (meridianos principales).

Ahora bien, los meridianos principales están también divididos en: exteriores (superficiales, Yang), e interiores, (profundos, Inn). Por consiguiente, para que la energía perversa pueda penetrar en el interior del cuerpo, debe pasar por los meridianos Yang. De donde resulta que es necesario un estudio de las posiciones de dichos meridianos para determinar el proceso de penetración de la energía perversa.

Recordemos que:

a) Los meridianos Yang de la mano están en relación con los Yang del pie, a nivel de la cabeza, formando los "Tres Yang":

- Tae Yang (ID + V) abriéndose hacia el exterior.
- Chao Yang (TR + VB) intermediario.
- Yang Ming (IG + E) abriéndose hacia el interior.

Estos tres Yang constituyen **la gran circulación superficial.**

Aprenda Fácilmente MTCh.

b) Los meridianos Inn del pie están en relación con los Inn de la mano en la cara interna del pecho, formando los "tres Inn":
- Tae Inn (B + P) abriéndose hacia el exterior.
- Tsiue Inn (H + MC) intermediario.
- Chao Inn (R + C) abriéndose hacia el interior.

Estos tres Inn constituyen **la gran circulación profunda.**

Cuando la energía perversa ataca al hombre, atraviesa diferentes capas del cuerpo; lo que quiere decir que en cada capa la energía perversa alcanza varios meridianos a la vez, por tanto, la enfermedad es compleja.

El estudio de las perturbaciones de la energía Oe o Wei (defensiva), y Yong o Iong (nutricia) y sangre, tiene por finalidad no solamente explicar la evolución de las afecciones, (Ej. calor) y clasificarlas, sino esclarecer la noción de las "cuatro capas superficiales y profundas" de la energía y de la sangre.

En conjunto, el cuerpo humano se compone de cuatro capas:

- la energía Oe o Wei ocupa la primera capa, la más superficial;

- la energía mixta (Oe + Yong), la segunda capa;

- la energía Yong, la tercera capa; y

- la sangre, la cuarta capa, la más profunda.

Ahora veremos esto en la siguiente tabla, en la cual las flechas representan la energía perversa climática pasando por las diferentes capas, y, de acuerdo al grado de fortaleza ira venciendo las defensas, ofreciendo resistencia o cediendo, de lo cual se estarán presentando los característicos síntomas y signos propios de cada capa o meridianos afectado, en resumen : La evolución de la enfermedad se debe o a la confrontación de las dos energías esencial y cósmica, o a una acción terapéutica, adecuada o errónea.

- Si la energía perversa es más poderosa que la energía del cuerpo, la enfermedad progresará.

- Si la energía perversa es tan poderosa como la energía del cuerpo, la enfermedad resistirá.

- Si la energía perversa es menos poderosa que la energía del cuerpo, la enfermedad retrocederá.

Podemos ver en la siguiente tabla que nos resume toda esa gran explicación y a la vez nos hace entender de una manera mucho más fácil y dinámica, la interpretación del fenómeno de cómo la energía perversa va pasando por las diferentes "capas", o los diferentes canales e invadiendo de acuerdo a su agresividad o de acuerdo al grado de resistencia física o energía defensiva, y por supuesto dando la sintomatología propia de cada canal afectado.

Aprenda Fácilmente MTCh.

PROCESO DE PENETRACIÓN DE LA ENERÍA PERVERSA

ENERGÍA WEI	PIEL (Capilares) CANALES TENDINO MUSCULARES ↓ ↓ ↓ ↓ ↓ ↓
ENERGÍA MIXTA	CANALES DISTINTOS CANALES MARAVILLOSOS. CANALES LONGITUDINALES Y TRANSVERSALES ↓
ENERGÍA YONG ó NUTRICIA	CANALES PRINCIPALES TAE YANG (ID-V) SHAO YANG (TR-VB). } Canal Yang YANG MING (IG-E) TAE INN (P-B) TSIUE INN (MC-H). } Canal Inn SHAO INN (C-R).
SANGRE	ÓRGANOS Y ENTRAÑAS

PLANOS BIOCOSMICOS

Estos tres Yang constituyen la gran circulación superficial.

Planos Bio Cósmicos Yang (Fu: Entrañas)

Tae Yang (ID + V) abre hacia el exterior. Equilibrio Térmico Exógeno. Frío - Calor

Chao Yang (TR + VB) intermediario. Equilibrio Dinámico Exógeno. Viento

Yang Ming (IG + E) abre hacia el interior. Equilibrio Hídrico Exógeno. Sequedad Humedad

E X T E R I O R — Qi

Estos tres Inn constituyen la gran circulación profunda.

Planos Bio Físicos Inn (Zang: Órganos)

TaeInn (B+P) abriéndose hacia el exterior. Equilibrio Hídrico Endógeno. Sequedad- Humedad

Tsiue Inn (H + MC) intermediario. Equilibrio Dinámico Endógeno. Viento

Chao Inn (R + C) abriéndose hacia el interior. Equilibrio Térmico Endógeno. Frío - Calor

I N T E R I O R — Xue

CAPITULO CINCO

CANALES MARAVILLOSOS EXTRAORDINARIOS CURIOSOS

OCTOGRAMA DE FUSHI

En este capítulo entraremos en lo filosófico, misterioso, místico y a su vez lógico y exacto del conocimiento del Octograma de FuShi, porque en su estructura conformada por tres líneas o trigramas se encuentra a decir del propio emperador FuShi:

"En el movimiento de los trigramas se encuentran los secretos y los Misterios de la Existencia".

Recordemos un poco las características generales y posteriormente les iré describiendo una forma de recordar y armar este Octograma en una distribución equilibrada, y a su vez opuesta, pero que nos facilitara su aprendizaje y memorización, objetivo general de este libro.

CARACTERÍSTICAS

Constituyen un sistema de ocho canales que transportan fundamentalmente la energía ancestral. Cada vaso maravilloso se corresponde con un trigrama.

1. No poseen puntos particulares, excepto el Tou Mo (Tu mai o Vaso gobernador) y el Jenn Mo (Ren mai o Vaso concepción), sino que toman los puntos, de los canales principales.

2. Su función primordial en la fisiología energética reside, en aportar o absorber energía del sistema general de los canales

principales, además del transporte e irrigación de la energía ancestral en todo el organismo

3. Existen 4 canales Yang y 4 canales Inn.

Canales Yang:

Daí Mai o Taemo - Creatividad del Cielo (41VB) Zulinqui - Descenso de las Lágrimas.

Yang Oe - Calma del Lago (5TR) Waiguan - Barrera Externa.

Yang Keo - Luminosidad del Fuego (62V) Shen Mai- Pulso del Inicio.

Du Mai- Movilidad del Trueno (3 Id) Houxi-Continuidad del Torrente.

Canales Inn:

Ren Mai - Penetración del Viento (7P) Lieque - Joven Misterioso.

Inn Keo - El Abismo del Agua (6R) Zhaohai - Mar Luminoso.

Inn Oe - Inmovilidad de la Montaña (6MC) Neiguan-Barrera Interna.

Chong Mai - Receptividad de la Tierra. (4B) Gongsun - Ofrenda Universal.

4. Cada canal curioso posee un punto maestro, dichos puntos se encuentran acoplados.

5. No poseen unión directa con los órganos ni con las entrañas.

6. De los 8 canales curiosos, 4 nacen en la superficie y 4 nacen en la profundidad.

7. Los superficiales nacen de la cúpla del Riñón-Vejiga. Los profundos nacen del Riñón.

Superficiales: Yang e Inn Keo; Yang e Inn Oe

Profundidad: Taemo, Toumo, Tchong Mai y Ren Mai.

8. Transportan energía ancestral hacia las entrañas (cerebro – útero) y curiosos.

9. Penetran a los canales en los puntos Ting.

10. Yang Oe (Yang Wei) = 5TR. Rige lo superficial del cuerpo.

11. Inn Oe (Inn Wei) = 6MC. Rige la profundidad.

12. Yang Keo (Yang Quiao) = 62V. Rige el Yang de la derecha e izquierda del cuerpo.

13. Inn Keo (Inn Quiao) = 6R. Rige el Inn de la derecha e izquierda del cuerpo.

14. Tou Mo. Rige la parte posterior del cuerpo.

15. Ren Mai y Tchong Mai. Rigen la parte anterior del cuerpo.

16. Tae Mo. Engloba transversalmente los canales.

Oe - significa Unión- La función del Oe es la de unir las energías del sujeto. Y como me uno al otro con mis manos el Yang Oe y el Inn Oe están en los miembros superiores.

Keo significa Equilibrio. Dar equilibrio, la movilidad y la agilidad. Y esto me lo dan mis piernas por eso Yang Keo e Inn Keo están en miembros inferiores.

ORIGEN DEL OCTOGRAMA DE FU-SHI

FuShi, según la Antigua Tradición China es el primero de los tres Emperadores Míticos que generaron todo el conocimiento del hombre energético, sus formas de enfermar y sus métodos de sanar, que sirve de base a la Medicina Tradicional China.

En cuanto a la generación del Octograma podemos rescatar tres leyendas atribuidas a dicho emperador FuShi:

La primera de ellas nos cuenta que el emperador ascendió un día a un monte para contemplar la coexistencia de su pueblo y allí pudo observar que los procesos vitales se daban en expansión y contracción: aparecía el día y la noche, estaba el masculino y el femenino, estaba el valle y la montaña... y todo ello lo sintetizó en dos trazos: la línea entera para determinar lo expansivo -Yang- y la línea partida para definir lo contraído -Inn- Y así fue estructurando el Octograma.

Otra leyenda nos remite a otro tiempo en el que el emperador en su paseo habitual por la orilla del río, contempló cómo emanaba una gigantesca tortuga en cuyo caparazón estaban inscritos los ocho trigramas, y eso constituyó para él una revelación y le hizo pensar que ahí había algo más que una simple casualidad en la estructura de un caparazón.

Aprenda Fácilmente MTCh.

Por último **la tercera** leyenda nos habla de que una vez el emperador en uno de sus paseos, contempló que desde el cielo emergió un dragón que portaba en su estructura los ocho trigramas.

Si observamos estas tres historias, vemos que la primera es típicamente consciente, razonable, lógica, **humana**. En base al comportamiento que le permite la contemplación de la realidad el emperador define el código de entera-partida.

El movimiento que genera la tortuga en el río, específicamente "el Gran Río Amarillo", estaría centrado en la visión **terrestre,** por emerger de la actividad de la tierra, en este caso del agua la tortuga, que es un animal emblemático de inmortalidad.

Y la tercera historia que nos muestra ese cimbreante dragón en el cielo, sería una revelación **celeste.**

Así cada leyenda nos define un plano de realidad que se va a adecuar a cada una de las líneas. Puesto que la lectura de los trigramas se realiza de abajo a arriba, cada línea va a definir la actividad de uno de esos planos:

La línea superior es el plano celeste

La línea intermedia es el plano humano.

La línea inferior es el plano de la Tierra.

De aquí podemos inferir que todas las actividades de la línea inferior de todos los trigramas se refieren a la "Tierra" como tierra, como planeta, como sistema planetario, como aspecto concreto de la realidad, como lugar de servicio.

Todas las líneas intermedias de todos los trigramas se corresponden con las actividades propias de la naturaleza del **SER**.

Y por último la línea superior de cada trigrama se correspondería con el Misterio del Universo, el **Cielo**.

ALTERNANCIA DEL INN-YANG: GÉNESIS DE LOS TRIGRAMAS

En esa movilidad y en esa capacidad del Inn y del Yang, la Antigua Tradición establece un código según el cual se van a estructurar la capacidad de ese Yin y de ese Yang.

Y así se designa la línea partida para el Inn y la línea entera para el Yang.

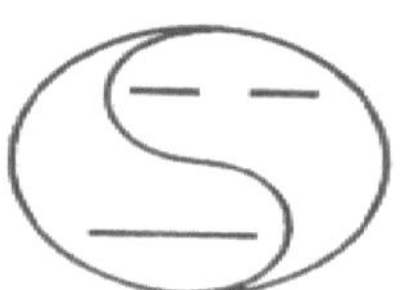

Esto quiere simbolizar que el Inn es una actividad que tiene movimiento, pero que tiene una pausa importante entre una movilidad y otra.

En cambio el Yang que es por esencia el movimiento no tiene pausa, es expansivo. Pero esa expansión que le lleva lejos, le hace retornar, y de la máxima expansión del Yang surge el Inn.

De tal forma que en el principio era expansión y a lo largo de la evolución de esa expansión, se convirtió en Contracción.

Aprenda Fácilmente MTCh.

"El TAO es grande porque se aleja, en su lejanía se expande y ésta le hace retornar"

Tao Te Jing.

De aquí surgen los dos símbolos básicos que van constituir las Ocho Vías. La expansión del Yang y la contracción del Inn.

Estas dos cualidades (Inn y Yang), que están inmersas en todo fenómeno vivo, en toda capacidad de movimiento y van a determinar una alternancia constante en todos los procesos.

En la medida en que el Inn se contrae, en su máxima intensidad no puede contraerse más y se transforma en Yang. El principio de expansión del Yang finalmente le hace retornar y generar el Inn.

Este proceso lo podemos ver sintetizado en nuestra propia estructura en el funcionamiento de nuestros órganos internos vemos permanentemente la alternancia de la expansión y la contracción: en el latido cardíaco, en la respiración, en todo el tubo digestivo, etc. Cualquier órgano va a realizar el mismo proceso.

Por tanto el equivalente de la vida en cuanto a la expansión y la contracción lo podemos ver representado sistemáticamente en nuestro organismo. No es un proceso teórico sino que se puede llevar a la evidencia del comportamiento de nuestra estructura.

Esta visión de evidencias que tenían los antiguos, la llevaron al plano de la secuencia, al plano del cambio, del movimiento, de la mutación. De tal forma que, en principio las posibles combinaciones de las actividades Ying y Yang serian:

¿O sea cuantas combinaciones posibles se forman de la combinación de estas dos líneas?

Así la combinación de una línea entera Yang y una línea partida Inn siguiendo una secuencia, va a generar cuatro únicas posibilidades o bigramas.

Ahora bien, como dentro de cada una de las cuatro posibilidades por el principio dual de expansión-contracción por el que se genera todo, existe la dualidad, la única posibilidad que tenemos para evidenciarla es, introducir una línea entera y otra partida en cada bigrama, puesto que hemos partido del mundo dual del Inn y Yang, y así aparece el tres:

Así nacen los Ocho Trigramas:

Aprenda Fácilmente MTCh.

O sea tomamos un bigrama Ej. Yang – Yang y le agregamos una línea entera Yang y nos da un trigrama Yang – Yang – Yang, y al mismo bigrama Yang – Yang le agrego una línea partida Inn y nos da otro trigrama pero este será Yang – Yang – Inn, y así con cada uno, conformándose la formación de ocho trigramas.

Luego las cuatro unidades iniciales que habían surgido en torno a la secuencia de aparición de las dos actividades Inn y Yang, se añaden su opuesto y complementario, en base a añadir una línea entera y una línea partida a cada uno de los cuatro bígramas.

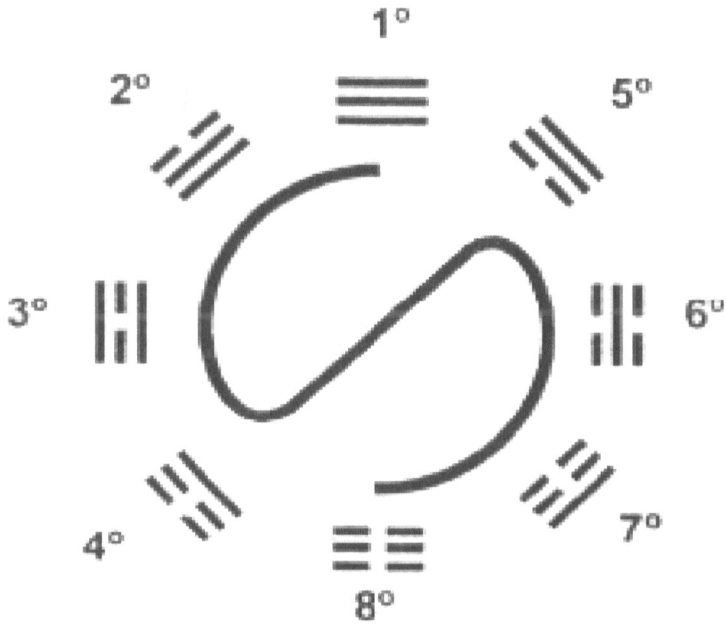

Surgen así los Ocho Trigramas, que a decir de la Tradición Oriental siguen una secuencia determinada por un emperador mítico chino: FuShi.

Y es que contemplamos, que en el ordenamiento de los ocho trigramas se genera un movimiento expansivo, que nos recuerda en su final evolución al TAO.

De tal forma que el movimiento que se genera en los cuatro primeros trigramas corresponde a la actividad Yang que se ha venido a denominar "Cielo Anterior" y el que se genera en los cuatro siguientes, se corresponde con la actividad del Inn, que se ha venido a denominar "Cielo Posterior".

Pero este proceso del movimiento de los trigramas es un proceso abierto, no cerrado, en el que el espacio que ocupa la actividad del Yang y la actividad del Inn es idéntico.

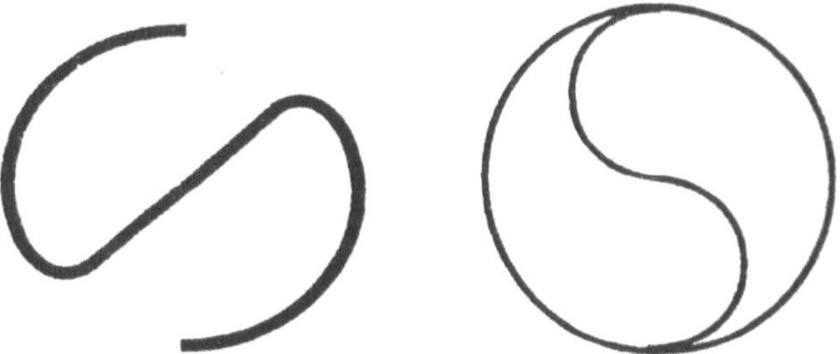

Cuando profundizamos en las dos actividades Yin y Yang del Octograma, vemos que dicha actividad de los 4 primeros trigramas (Yang), es opuesta y complementaria a la de los 4 últimos (Inn). De tal forma, que si en el lado Yang tenemos:

entera-entera-entera, en el lado Yin tenemos el opuesto: partida-partida-partida, si en el lado Yang tenemos: partida- entera-entera, en el lado Yin tenemos el opuesto: entera-partida-partida.

De tal manera que la imagen de los cuatro primeros trigramas (Yang), es la imagen especular, espejo o contraria, de los otros cuatro (Inn).

"Todo lo que existe en un sitio tiene su opuesto y complementario en el otro".

Bien, pero ahora les explico como usted puede conformar esta estructura sin necesidad de aprenderla o memorizarla, solo simplemente siguiendo lo expuesto del ritmo del cambio de cada una.

RITMOS DE CAMBIO DE LAS LINEAS DE LOS TRIGRAMAS

Lo primero que observamos en el movimiento de los trigramas es el diferente ritmo de cambio de cada una de las líneas:

Así tenemos cómo la actividad celeste o sea la línea superior dentro de un trigrama está bajo el signo del 1, la actividad humana o sea la línea intermedia está sujeta al ritmo del 2, y la actividad terrestre está sujeta al ritmo del 4, lo que nos descubre los diferentes ritmos de cambio a los que está sujeta la existencia del hombre.

Tomando en cuenta esto comenzamos a armar la estructura:

Seguiremos la secuencia que nos da la línea interna y la secuencia numérica (ver numeros), y comenzamos con la línea superior o celeste cuya secuencia es de uno en uno, así nos dará: Yang, Inn, Yang, Inn, Yang, Inn, Yang, Inn.

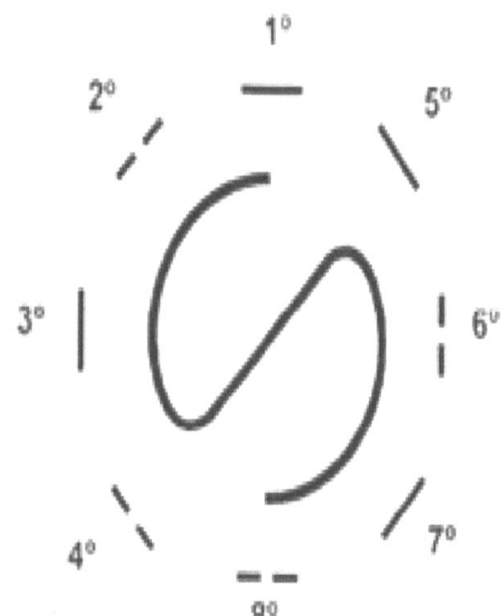

Ahora continuamos armando con la segunda línea o intermedia o línea del ser humano cuya secuencia es de dos en dos: Yang, Yang (1°-2°), Inn Inn (3°y4°), Yang Yang (5°y6°), Inn Inn (7°y8°).

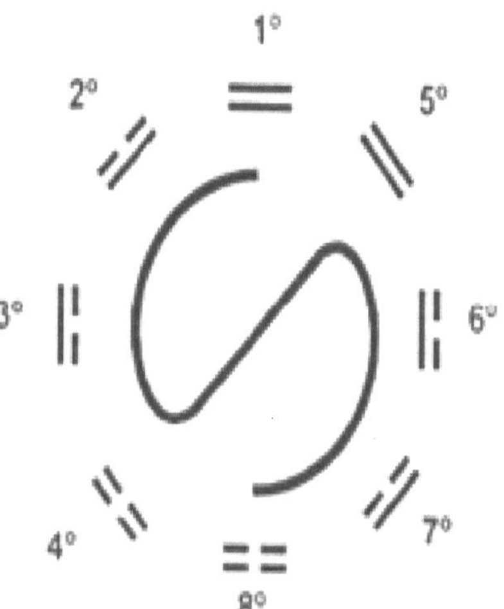

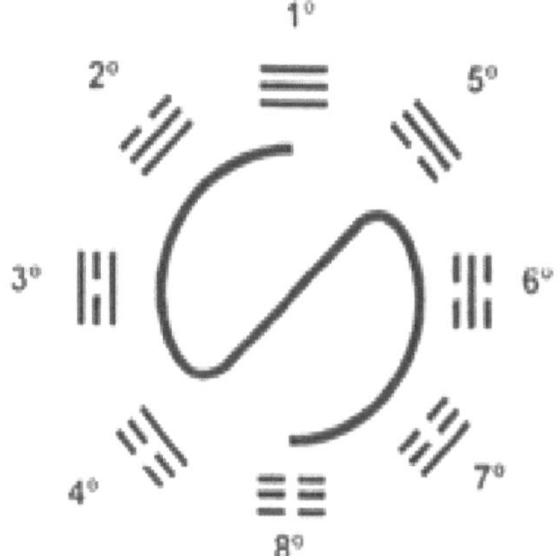

Y por último una tercera línea o inferior o terrestre cuya secuencia está en el cuatro: Yang Yang, Yang, Yang, y luego Inn, Inn Inn, Inn.

Y así ya tenemos estructurado el Octograma de una manera rítmica, armónica, equilibrada en los opuestos:

El 1º tiene tres lineas Yang con el 8º tres líneas Inn, y asi los opuestos sucesivamente, el 2º con 7º, el 3º con 6º y el 4º con 5º.

Vasos Maravillosos
Octograma de Fushi

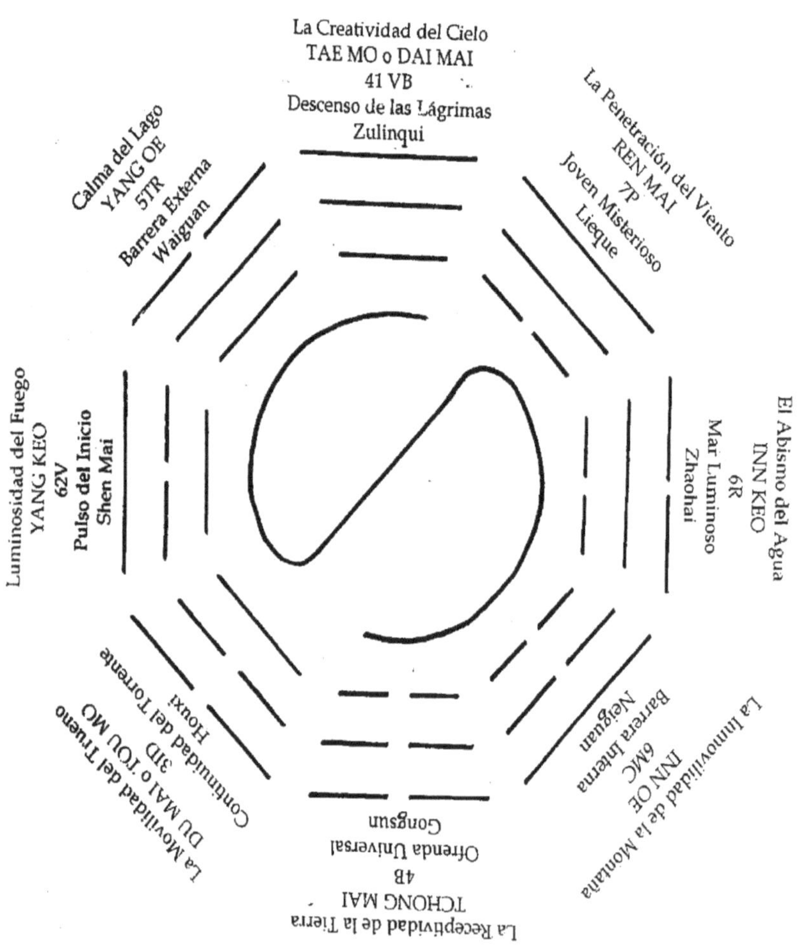

CAPITULO SEIS

PUNTOS O RESONADORES: SU ANTIGUOS, IU MO, YUANG, PUNTOS DE TONIFICACION Y DISPERSION.

Cada uno de los canales energéticos principales tiene a lo largo de su recorrido un determinado número de puntos que oscila, el más corto, con nueve puntos, correspondientes al canal del Corazón y Maestro de Corazón y los sesenta y siete del canal de la Vejiga, el canal con más cantidad de puntos.

Para identificarlos, cada uno de ellos consta en lo que corresponde a su nomenclatura, de varias partes, como son: un número, una sigla o letra que corresponde al canal que representa y que puede estar en español, inglés u otro idioma, ademas su nombre en idioma chino y en su traducción en español y que este nombre generalmente, se relaciona, o con su localización o su efecto, y en algunos textos incluyen otro número correlativo determinado entre el 1 y el 360, el cual fue propuesto en el Congreso de Seúl 1970. Por ejemplo:

8   H   Tsiou Tsiuann   Fuente en la curva   327

Número– sigla - nombre en idioma chino - Traduccion -   N° correlativo.

Tres clases de nomenclaturas, la tradicional, Tsiou Tsiuann; la individual 8H y la internacional o correlativa 327.

La numeración individual, así como la correlativa, sirve exclusivamente para situar la localización del punto en una zona determinada del cuerpo, en cambio, el significado del punto señala su utilización.

El número de puntos localizados en los doce Canales Principales y los Vasos Curiosos o Maravillosos, Tou Mo y Jenn Mo, es de 365 según NEI KING (texto tradicional de acupuntura), es decir, los mismos días del año. Teniendo en cuenta que 51 de estos puntos pertenecen a los dos Vasos Curiosos mencionados anteriormente, restan 314, por lo que se puede considerar que estos son los puntos existentes en cada una de las dos mitades en que TOU MO y JENN MO dividen el cuerpo humano, de todas formas, los puntos a los que se ajusta el sistema acupuntural es de 360.

Métodos para la localización de los puntos

Existen tres métodos para la localización de los puntos:

1. mediante las marcas anatómicas superficiales, como son por ejemplo: cicatriz umbilical, orificios, marcas externas, prominencias y depresiones formadas por las articulaciones y músculos, la configuración de los cinco órganos de los sentidos, la línea del cabello, las uñas de los dedos de las manos y de los pies, los pezones.

2. la medición proporcional de los huesos las articulaciones son consideradas las principales marcas para medir la longitud y el ancho de varias porciones del cuerpo humano. Las medidas proporcionales de varias porciones del cuerpo humano definidas en el libro Espiga Milagrosa (Lingshu), conocido también como Canon de Acupuntura,

sirven como base para localizar los puntos en combinación con los métodos modificados introducidos por los acupunturistas de diversas épocas históricas. La longitud entre dos articulaciones se divide en varias porciones iguales; cada porción es un cun y 10 porciones son un chi.

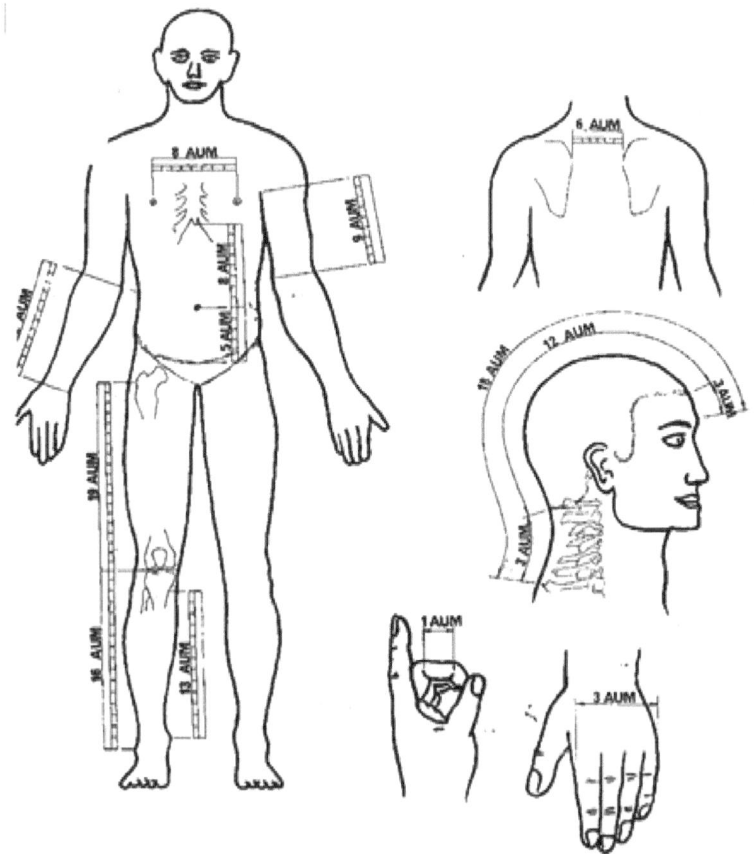

Mediciones proporcionales utilizadas para la obtención de los A U M (Unidades de Medición en Acupuntura) en distintas regiones del cuerpo.

3. y la medición con los dedos.

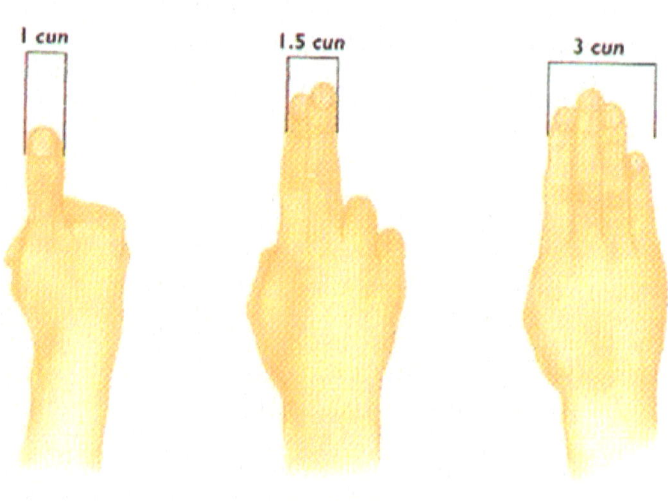

Estos métodos pueden usarse en forma combinada; sin embargo, el primero es el fundamental y los otros dos son complementarios.

La principal función de este libro es facilitar el conocimiento y aprendizaje de las bases o fundamentos de todos estos conceptos y enunciados que estamos por decir repasando, por ello, recordamos estos, y luego lo llevamos a la metodología que nos facilite el memorizarlos. Asi ahora entraremos en el proximo capitulo a uno de los temas mas importantes dentro del estudio de la Medicina Tradicional China.

CAPITULO SIETE

PULSOLOGIA

"Dicen que la falta de recursos "agudiza" la inteligencia y los sentidos."

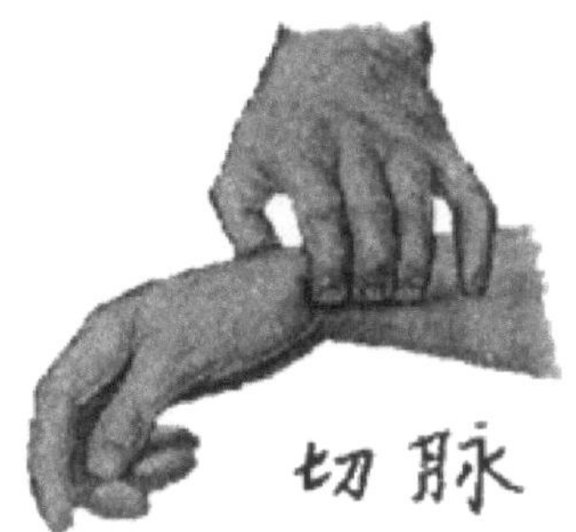

El pulso es una manifestación Yang porque se toma en el exterior, pero es el reflejo de lo que ocurre en los órganos, en el Inn. Es el resultado de la manifestación al exterior de los órganos, de la actividad de los órganos. Su palpación permite recoger informaciones esenciales sobre la naturaleza y la localización de las enfermedades.

Los ideogramas chinos indican a través de su nombre su ubicación:

CUN "Pulgar" donde se ubica el punto **9 P.**

GUAN "Barrera", indica el límite de separación. Se encuentra en el **8 P.**

CHI "Pie ", señala la distancia de un pie hasta el pliegue de flexión del codo, y se encuentra en el punto **7 P.**

Según las épocas y los tratados de referencia, las correspondencias entre las Vísceras y los diferentes sectores del pulso presentan variaciones.

Estando el paciente frente al médico, tendrá este su mano izquierda con la derecha del paciente y viceversa. Cada segmento de la arteria radial está dividido en tres partes:

- **Pulso inferior:** por debajo de la apófisis estiloides del radio, entre ella y el pliegue de la muñeca.

- **Pulso central:** al nivel de la parte más saliente de la apófisis estiloides radial.

- **Pulso superior**: Por encima de la apófisis estiloides, del lado del codo.

En cada uno de estos (superior, central e inferior) el dedo que palpa debe aprender a buscar:

Brazo Derecho del paciente

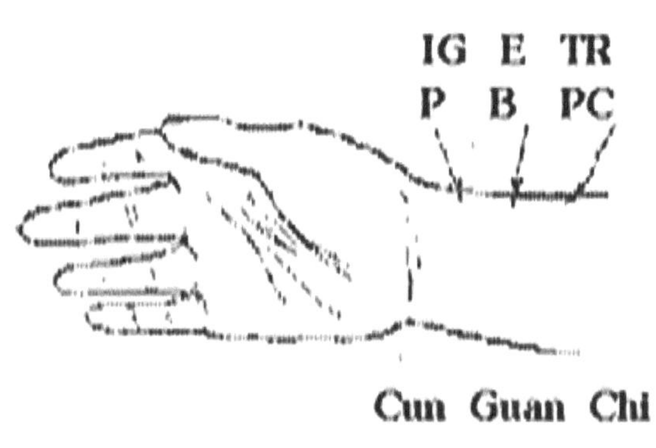

*Un pulso superficial:

Están Intestino Grueso, Estómago y Triple Recalentador.

* Un pulso profundo:

Están Pulmón, Bazo y Maestro de Corazón.

Aprenda Fácilmente MTCh.

Brazo Izquierdo del paciente:

**Un pulso superficial:*

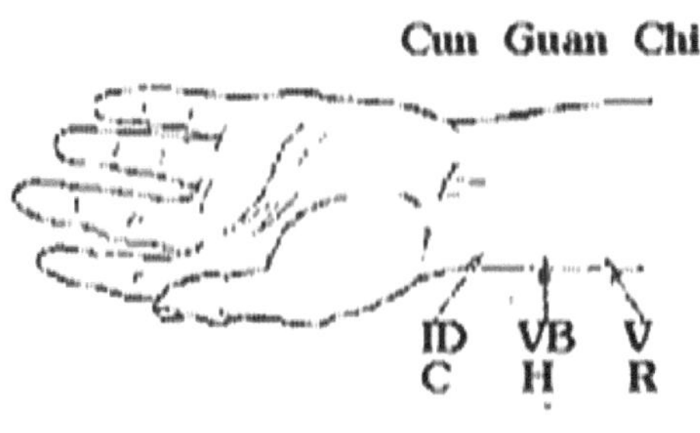

Aquí están Intestino delgado, Vesícula biliar y Vejiga.

** Un pulso profundo:*

Corazón, Hígado y Riñón en profundidad.

Llevemos esta información a otros niveles: con tan solo girar veremos ahora:

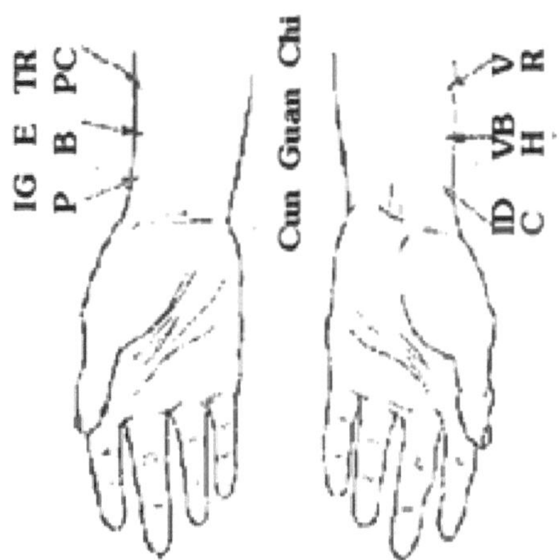

NIVEL CELESTE, TR INFERIOR: PULSO DEL PIE

NIVEL HUMANO, TR MEDIO: PULSO DE LA BARRERA

NIVEL TERRESTRE, TR SUPERIOR: PULSO DEL PULGAR

Bien ahora como la principal función de este libro es facilitar el conocimiento y aprendizaje, a continuación les describo una forma muy fácil de memorizar estas ubicaciones.

Partiremos de la anterior descripción dada en el capítulo del Octograma de Fushi donde hablamos del cielo anterior y cielo posterior:

Superficial – Profundo

Yang - Inn

Profundo – Superficial

Inn – Yang

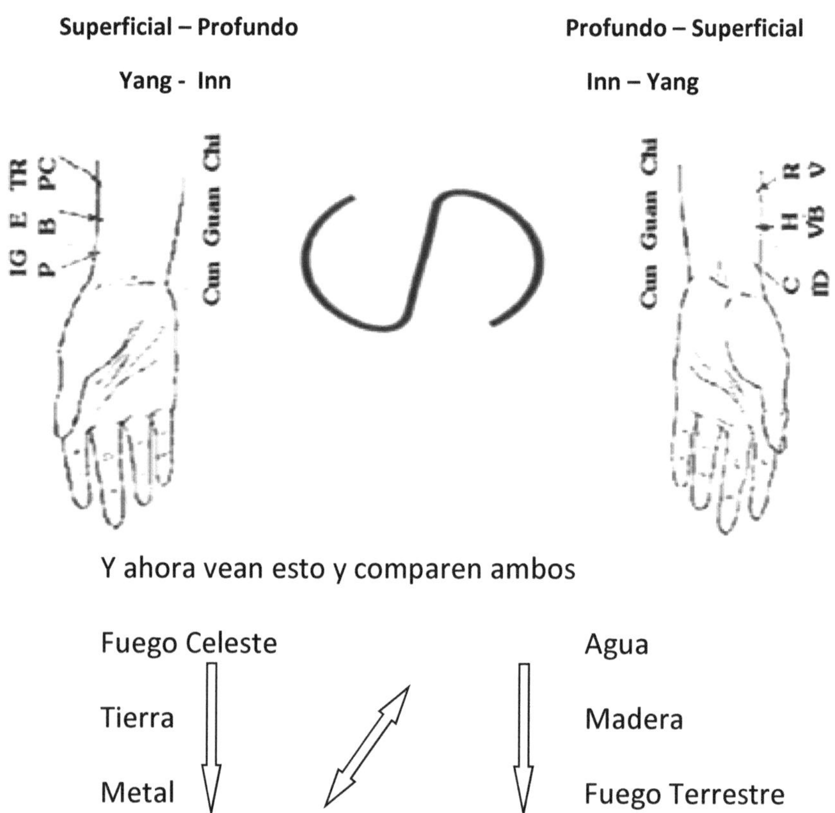

Y ahora vean esto y comparen ambos

Fuego Celeste

Tierra

Metal

Agua

Madera

Fuego Terrestre

Simplemente siguen el ciclo generacional o ciclo madre donde el Fuego celeste genera Tierra, está al Metal y de ahí siguiendo el paso del cielo anterior al posterior, Metal genera al Agua, está a la Madera y esta al Fuego terrestre. Y así entonces se nos facilita memorizar la ubicación de cada uno de los órganos y entrañas en la toma del pulso.

CAPITULO OCHO

SINDROMES O PATRONES

Este es uno de los temas más dificultosos tanto para el aprendizaje por parte del alumno, como para la enseñanza por parte del docente, debido al alto contenido de dificultad y a lo amplio y variable de este objetivo.

He tratado de resumir y extraer en síntesis lo más relevante y practico posible sin quitarle merito a lo no expuesto, ya que todo es importante, pero para cumplir con el objetivo principal de este libro, le expondré lo que puede ayudar o facilitar su dominio, tomado esto de la gran enseñanza que es aprender enseñando.

Los ocho reglas de diagnóstico (BA GANG).

Etimológicamente, *Ba* significa ocho y *Gang* la cuerda principal de una red. Ba Gang generaliza y sintetiza las características comunes de todos los métodos de diagnóstico de la medicina china. Son las reglas que guían la práctica clínica y están basadas en las 8 nociones fundamentales:

- Biao-Li (exterior-interior).
- Han-Re (frío-calor).
- Xu-Shi (vacío-plenitud).
- Yin-Yang.

Establecer un diagnóstico por Ba Gang consiste en clasificar los datos de síntomas y signos recogidos por medio de los 4 elementos durante el examen, para determinar la localización, naturaleza y clase de la enfermedad, así como la relación de fuerzas entre el Qi vital y el Qi perverso. Esto significa que todas las manifestaciones clínicas por complicadas y variadas que sean pueden ser clasificadas según Ba Gang:

• **La localización** de la enfermedad nos indica si se trata de Biao (exterior) o Li (interior)*: "*Localizan*" la **situación** de la enfermedad.

• La **naturalez**a de la enfermedad se refiere al Han (frío) o Re (calor)*: Indican el **estado** de la enfermedad.

• La **relación** de fuerzas entre el Qi vital o Qi perverso concierne al Xu (vacío) o Shi (plenitud). Revelan el **estado** "defensivo" del paciente. Si la enfermedad se entiende como un desequilibrio, este puede ser por defecto o por exceso. Un síndrome por exceso "plenitud" *(Shi),* manifiesta una lucha establecida entre los factores patógenos *(Xieqi)* endógenos o exógenos y los factores defensivos y esenciales *(Zhengqi).* La acción persistente o una gran cantidad de factor patógeno provocan un agotamiento de la energía defensiva y va produciendo el desequilibrio por defecto o síndrome de "Vacío" *(Xu).*

• La **clase** de la enfermedad no es nada más que el Inn o el Yang. Nociones que sirven para catalogar el tipo de paciente y dos clases de síntomas. Proporcionan una idea global del problema y del terreno en el que asienta.

Aprenda Fácilmente MTCh.

Sin embargo, la evolución de la enfermedad no es simple y a menudo los aspectos son complicados y confusos. Este punto nos conduce a hacer tres observaciones:

a) En la práctica clínica, las 8 reglas no forman cuatro parejas independientes, sino que deben ser consideradas unas en función de otras. Así, cuando distinguimos el vacío o plenitud debe relacionarse con el frío o calor, exterior o interior.

b) Durante la evolución de la enfermedad los síntomas pueden presentar cambios en cuanto a su naturaleza. Por ejemplo, exterior penetra al interior; el interior va a la superficie; el frío se convierte en calor; la plenitud se transforma en vacío, etc.

c) Además, en ciertos estadios de la enfermedad las manifestaciones clínicas pueden ser opuestas a la naturaleza de la misma. Por ejemplo, una apariencia de frío cubre un calor real; una plenitud aparente oculta un vacío real, etc. Cabe destacar que en el transcurso de la enfermedad puede aparecer una mezcla de varios síndromes, es decir, la coexistencia de exterior-interior, frío-calor o vacío-plenitud. Y son precisamente estas las que complican la certeza en el diagnostico ya que pueden presentarse situaciones propias exclusivas de las circunstancias que se presenten en un momento, dando síndromes complejos o mixtos, engañosos o falsos verdaderos, etc.

Inn y Yang

El Inn y el Yang constituyen las «dos reglas-llave>>. Todas las manifestaciones clínicas pueden ser divididas en dos grandes categorías: Inn y Yang. El *Su Wen* subraya que «quien sabe diagnosticar, distingue primero el Inn y el Yang a partir de la inspección del color y por la palpación del pulso».

El Inn y el Yang, las dos reglas llave, clasifican las otras seis reglas, por lo que a veces se habla de «2 reglas y 6 elementos».

«El exceso de Inn daña al Yang [...] el exceso de Yang daña el Inn [...] El exceso de Yang produce el calor, el exceso de Inn pro- duce el frío» *(Su Wen)*

SÍNDROME YANG	SÍNDROME INN
Actividad	Reposo
Activación	Inhibición
Ascenso	Descenso
Progresión	Regresión
Hiperfuncionamiento	Hipofuncionamiento
Hiperdinamia	Astenia
Hipertonia	Lasitud

Aprenda Fácilmente MTCh.

Síndrome de Inn (tambien puede encontrarse como **Yin**)

Los síntomas con atributos Yin se agrupan por el síndrome de Yin (síndrome de interior, frío y de vacío).

Sus manifestaciones clínicas son dispares y variadas, y podemos destacar las siguientes: cara sin brillo, astenia mental, pesadez de cuerpo, postura de encogimiento, escalofríos, enfriamiento de los miembros, astenia física, voz baja y débil, anorexia, boca pastosa sin sed, heces fétidas, orina clara y abundante, lengua pálida e hinchada, pulso profundo-lento, débil o fino rasposo.

La astenia mental y física y la voz baja son manifestaciones físicas de vacío. El enfriamiento de los miembros, la ausencia de sed con boca pastosa y orina clara y abundante son signos de frío-interno. La lengua pálida-hinchada, el pulso profundo, lento y débil, fino y rasposo son los signos del síndrome de vacío, de frío-vacío.

Síndrome de Yang

Los síntomas de atributo Yang se engloban en el síndrome Yang (síndromes de exterior, calor y plenitud).

Manifestaciones clínicas: cara roja, fiebre, revestimiento cutáneo ardiente a la palpación, agitación, ansiedad e inquietud, voz y respiración fuertes, asma y ror traqueal, sed, resfriado, heces muy secas y fétidas, orina amarilla oscura y escasa, lengua roja oscura, capa amarilla y erizada, pulso superficial y rápido, ancho, deslizante y fuerte.

Análisis: cara roja, agitación, revestimiento cutáneo caliente y sed, son los signos del síndrome de calor. La voz y la respiración fuerte, asma y ror traqueal, etc., son los signos del síndrome de plenitud. La lengua roja oscura y erizada, capa amarilla, pulso ancho, rápido y deslizante, etc., son los signos del síndrome de calor-plenitud.

Elementos de diagnóstico	Síndrome de Yin	Síndrome de Yang
Inspección	Cara pálida, sin brillo Pesadez de cuerpo, con tendencia a encogerse Astenia, apatía. Lengua pálida e hinchada o tierna, capa: humedecida	Cara roja, cuerpo caliente, agitación, labios secos y fisurados. Lengua roja oscura, capa amarilla negruzca erizada
Auscultación	Voz baja y débil poco hablador, ama la calma. Respiración débil y corta	Voz fuerte, locuacidad. Respiración pesada, asma y ror traqueal. A veces palabras delirantes e injuriosas
Interrogatorio	Heces poco dolorosas, anorexia, boca pastosa, sin sed o sed de bebidas calientes. Orina clara y abundante o poco abundante	Heces duras y muy fétidas, resfriado, sed, orina amarillo-oscura y poco abundante
Palpación	Dolor abdominal con alivio a la palpación. Enfriamientos de cuerpo y pies. Pulso profundo, algo fino, rasposo lento y débil	Dolor abdominal con rechazo a la palpación. Cuerpo y pies calientes. Pulso superficial, amplio, rápido, deslizante y fuerte

Aprenda Fácilmente MTCh.

Biao-Li (exterior-interior)

Biao significa fuera, exterior, superficie; *Li* significa dentro, interior, profundidad.

Biao y Li son las reglas que sirven para determinar la localización (externa o interna, superficial o profunda) de la enfermedad. Esta noción es relativa. Por ejemplo, si comparamos la superficie del cuerpo con los órganos-entrañas, la superficie del cuerpo es Biao y los órganos-entrañas son Li; de entre los órganos y entrañas, las entrañas son Biao y los órganos son Li; de entre los órganos-entrañas y los meridianos, los meridianos son exterior y se consideran como Biao y los Zang-Fu como Li. Con relación a los meridianos, los 3 meridianos Yang están en el Biao y los 3 meridianos Yin son Li, etcétera.

Esta noción de relatividad es importante, sobre todo en los diagnósticos de los «seis meridianos» (6 capas energéticas). Y de Wei-Qi- Ying-Xue (energía defensiva, energía nutritiva, sangre).

En concreto, Biao designa la piel, pelo, masa muscular y carnosa y los meridianos. Li engloba los huesos, médula y órganos-entrañas.

Estas reglas se aplican sobre todo en el diagnóstico de las enfermedades de origen externo y permiten saber su localización superficial o profunda, interna o externa y prevenir su tendencia evolutiva.

Síndrome Biao

Bajo el síndrome de Biao se agrupan una serie de síntomas causados por el ataque de los Xie Qi (energías perversas exógenas) a través de la piel, poros, boca y nariz. Se observa sobre todo al inicio de una enfermedad de origen exógeno e indica una reacción defensiva del organismo humano. Se caracteriza por:

*Ubicación brusca.   *Localización superficial.

*Duración corta   *Estado clínico leve.

Las manifestaciones clínicas que caracterizan el diagnóstico son:

- Fiebre con temor al frio (viento), dolor de cabeza y de cuerpo, capa lingual suave y blanquecina y pulso superficial.

- Nariz tapada, rinorrea, dolor y picor de la garganta, tos, etcétera.

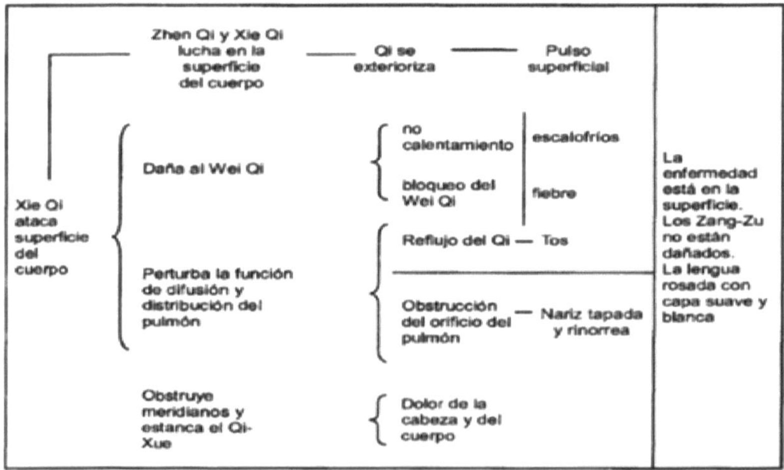

Aprenda Fácilmente MTCh.

Síndrome Li

En síndrome Li agrupa una serie de síntomas que indican una localización profunda de la enfermedad: en órganos-entrañas, energía- sangre, huesos-médula, etc., al contrario del síndrome Biao.

Se observa sobre todo en un período más avanzado, en la fase final de las enfermedades de origen externo o en el caso de enfermedades de origen interno. Dado que el síndrome Li refleja los trastornos de los Zang-Fu y Qi-Xue, se caracteriza por:

- Localización profunda.

- Evolución progresiva.

- Duración larga.

- Estado clínico grave.

Hay 3 causas principales del síndrome de interior:

a) La no eliminación de la energía perversa externa, que penetra al interior del cuerpo y daña los órganos-entrañas.

b) El ataque directo de la energía perversa externa a los órganos-entrañas.

c) La lesión de las 7 paslones, desequilibrios alimenticios, estrés, exceso de trabajo, etc., que perturban las funciones de los órganos entrañas desequilibrando la circulación de la energía y sangre.

Dado que la etiología del síndrome Li es complicada y que la localización de la enfermedad es variada y extensa, los síntomas son numerosos y dispares dependiendo de cada caso. Citaremos algunas de sus manifestaciones, completándolas más adelante en el diagnóstico de los síndromes de frío-calor, vacío-plenitud y el de los órganos-entrañas: hipertermia, agitación, delirio, sed, dolor abdominal, resfriado o diarrea, vómitos, orina amarilla oscura y poco abundante, capa de la lengua amarilla o espesa y grasienta y blanca, pulso profundo.

Han-Re (frío-calor)

Son las dos reglas que determinan la naturaleza de la enfermedad. Los síndromes de frío y de calor reflejan el exceso y el vacío de Yin y de Yang del organismo. El exceso de Yin o vacío de Yang indica síndrome de frío. El exceso de Yang o vacío de Yin indica síndrome de calor.

El *Su Wen* subraya que «cuando hay exceso de Yang hay calor; cuando hay exceso de Yin hay frío [...]. El vacío de Yang ocasiona el frío y el vacío de Yin ocasiona el calor». Los antiguos chinos consideraron el frío y el calor como símbolos de Yin y de Yang. Más concretamente diremos que el síndrome de calor designa una serie de síntomas y signos de calor mientras que el síndrome de frío engloba un grupo de síntomas y signos de frío. Por ejemplo: el síndrome de frío- superficial da lugar a síntomas como fiebre, escalofríos, boca pastosa sin sed, capa lingual suave, húmeda y blanquecina, pulso superficial, etc., que son todas ellas manifestaciones clínicas de frío.

Aprenda Fácilmente MTCh.

Síndrome de frío

El síndrome de frío agrupa los síntomas causados por el frío perverso, o por el exceso de Yin con vacío de Yang. Sus causas principales son:

• Ataque de frío perverso externo.

• Después de una enfermedad de larga duración la energía Yang queda dañada y consumida.

• La sobre ingestión de alimentos crudos y fríos ocasiona la acumulación interna de frío.

El síndrome de frío puede ser:

• Síndrome de frío-superficial.

• Síndrome de frío-interno.

• Síndrome de frío-vacío.

• Síndrome de frío-plenitud.

Cada síndrome de frío tiene sus manifestaciones clínicas propias, pero de modo general pueden ser clasificadas en función de estos cinco aspectos: frío, blanco, fluido, húmedo y quieto.

• Frío: temor al frío, enfriamiento de los 4 miembros, dolor y sensación de frío en la espalda, lumbares, abdomen y piernas, etcétera.

• Blanco (pálido): cara pálida, lengua pálida, capa blanca, flemas claras, orina clara y abundante.

- Fluido: secreciones y excreciones (flemas, mocos, sudores, leucorreas, heces) fluidas y claras.

- Húmedo: capa lingual húmeda;-sin sed, garganta y nariz no secas.

- Quieto: dormir encogiéndose, quedarse quieto, hablar poco, expresión indiferente, pulso lento, etcétera.

El frío se caracteriza por congelar y lesionar el Yang. Tanto si se trata de un exceso de frío como de vacío de Yang, las manifestaciones clínicas y los signos están caracterizados por el frío y el enfriamiento.

Síndrome de calor

El síndrome del calor agrupa los síntomas causados por el calor perverso o por el exceso de Yang con vacío de Yin. Refleja una hiperfunción del organismo. Sus causas principales son:

- Ataque de calor-fuego perversos externos.

- El frío perverso se transforma en calor y penetra en el interior del cuerpo.

- La lesión de las 7 pasiones se transforma en calor.

- Los desequilibrios alimenticios ocasionan acumulación de calor.

- El exceso sexual consume el Yin provocando vacío de Yin con exceso de Yang.

Aprenda Fácilmente MTCh.

El síndrome de calor puede ser:

- Síndrome de calor-superficial.

- Síndrome de calor-interno.

- Síndrome de calor-vacío.

- Síndrome de calor-plenitud.

Manifestaciones clínicas: los diferentes síndromes de calor dan lugar a manifestaciones clínicas distintas, pero de manera general pueden ser clasificadas de esta manera: caliente, amarillo (rojo), móvil (agitado), seco y espeso.

- *Caliente: se* refiere a la fiebre, incluyendo la fiebre alta, la fiebre cíclica, la fiebre vespertina, sensación de calor con nerviosismo, las palmas de las manos y plantas de los pies están calientes.

- *Amarillo (rojo):* se refiere a la cara y otras partes del cuerpo o a las secreciones o excreciones amarillas y rojas.

- *Agitado: agitación* nerviosa, locuacidad, gesticulación excesiva, expresividad, pulso rápido.

- *Seco:* sed con ganas de beber, sequedad de la nariz y de la boca, lengua y capa secas, heces secas con estreñimiento.

- *Espeso: secreciones* y excreciones viscosas.

El calor calienta y lesiona el Yin en un síndrome de calor, que bien sea por exceso de calor o por vacío de Yin con exceso de Yang, los síntomas y signos son caracterizados por el calor y la sequedad.

Como diferenciar los síndromes de calor y frío.

Para distinguir si el síndrome es de frío o de calor, además de los síntomas correspondientes, es necesario tener en cuenta la

	Síndrome de frío	Síndrome de calor
Frío/calor	Escalofríos y preferencia de calor	Temor al calor y preferencia de frío
Sed	Ausencia de sed	Sed con preferencia de bebidas frías
Cara	Pálida	Roja
4 Miembros	Fríos	Calientes
Orina/heces	Orina líquida y abundante. Heces pastosas	Orina amarillo-oscura. Heces duras
Lengua	Lengua pálida. Capa blanca-seborreica	Lengua roja. Capa amarilla
Pulso	Lento o apretado	Rápido

enfermedad de manera general. Las caracteristicas para distinguir los dos síndromes son:

Xu-Shi (vacío-plenitud)

El vacío y la plenitud son las dos reglas que sirven para determinar el predominio o debilidad del Zhen Qi (energía vital) y del Xie Qi (energía perversa).

El vacío indica insuficiencia, debilidad de energía vital. La plenitud indica predominio de energía perversa. Las enfermedades están determinadas por el vacío o la plenitud, y el vacío-plenitud se asocia al frío-calor y exterior-interior, siendo sus manifestaciones clínicas aún más complicadas. Además, en el

Aprenda Fácilmente MTCh.

transcurso de la enfermedad, vacío o plenitud pueden transformarse uno en el otro o aparecer los dos a la vez.

Síndrome Xu

El síndrome Xu engloba las distintas manifestaciones clínicas causadas por vacío y debilidad de la energía vital del organismo. Puede deberse a insuficiencia congénita, pero sobre todo a perturbaciones secundarias como:

- Desarreglos alimenticios que perturban el cielo posterior (B/E).

- Lesión de las 7 pasiones y fatiga que dañan los órganos-entrañas y la energía-sangre.

- Exceso sexual que consume la energía y la esencia del riñón.

- Tratamiento inadecuado que daña la energía vital.

El síndrome de vacío se caracteriza por el debilitamiento, la insuficiencia y la regresión de Yin-Yang, Qi, Xue, Jing, líquido orgánico, Zang-Fu, etcétera. Sus manifestaciones clínicas son muy diferentes y dispares según los elementos concernidos. Los resumiremos, no obstante, en dos grandes categorías de síntomas causantes.

a) Cara pálida o sin brillo, astenia mental, astenia física, palpitaciones, respiración corta, escalofríos, enfriamiento de los 4 miembros, transpiración espontánea, incontinencia de orina y heces, lengua pálida hinchada y tierna, pulso vacío, profundo y lento.

b) Calor en los 5 huecos (corazón, las palmas de las manos y las plantas de los pies), adelgazamiento, pómulos rojos, sequedad de boca y garganta, sudores nocturnos, subidas de calor, lengua roja con poca capa, pulso vacío fino y rápido. La patogenia del síndrome de vacío se manifiesta principalmente por la lesión del Yin y la lesión del Yang. En caso de lesión de Yang, las manifestaciones clínicas indican principalmente el vacío de la energía Yang. La energía Yang en vacío pierde sus funciones de calentamiento y de control y aparecen todos los síntomas de la primera categoría (a). En caso de lesión de Yin, los síntomas reflejan principalmente el vacío de sangre-Yin. El Yin en vacío no controla el Yang y pierde la nutrición e hidratación.

Síndrome Shi

El síndrome de plenitud incluye las diferentes manifestaciones clínicas que indican un predominio de la energía perversa y el declive de la energía vital.

Las causas fundamentales son:

• El ataque de las energías perversas externas.

• Los desequilibrios de las funciones de los órganos-entrañas, que producen la acumulación de productos patológicos como Tan, humedad, equimosis, etcétera.

Sus manifestaciones clínicas son muy diversas y dispares ya que dependen tanto de la naturaleza de la energía perversa como de la localización de la enfermedad. Los síntomas más corrientes son: fiebre, dolor y distensión abdominal con rechazo a la palpación, opresión torácica, agitación nerviosa y, en caso

Aprenda Fácilmente MTCh.

extremo, delirio, respiración pesada, esputos abundantes, estreñimiento, tenesmo anal, micción difícil o dolorosa y quemazón al orinar, goteo post micciones, lengua áspera, capa espesa y grasienta, pulso fuerte y lleno.

Cuanto más fuerte sea la energía perversa, más ardiente será la lucha entre la energía vital y la energía perversa.

Vacío/ plenitud	Síndrome de vacío	Síndrome de plenitud
Zang	- Vacío C: tristeza - Vacío H: miedo frecuente, retracción de testículos, contractura de tendones - Vacío B: 4 miembros débiles, indigestión, distensión abdominal, inquietud frecuente - Vacío P: respiración débil, piel y pelos secos, sin brillo - Vacío R: vértigo, deslumbramiento, curvatura lumbar, astenia de rodillas, constipación, incontinencia de orina, enuresis, espermatorrea, diarrea al alba	- Plenitud C: anomalías mentales, risa y lloro sin transición - Plenitud H: dolor de hipocondrios, dolor vientre, irritabilidad - Plenitud B: distensión abdominal, constipación, edema general - Plenitud P: tos, asma - Plenitud R: retención, dolor
Principales síntomas	- Astenia mental, cara sin brillo, adelgazamiento, palpitación, ahogos, sudor nocturno, heces pastosas, orina frecuente, incontinencia urinaria, etc.	- Agitación, distensión y sensación de plenitud abdominal. Dolor con rechazo a la palpación, constipación o tenesmo anal, retención de orina o micción dolorosa, etc.
Pulso	- Débil	- Fuerte
Lengua	- Pálida, sin capa	- Roja, capa espesa y seborreica

Vacío/ plenitud	Síndrome de vacío	Síndrome de plenitud
Qi	- Vacío de e. pulmón: ahogos, respiración corta, sudor espontáneo, voz baja y débil, etc. - Vacío de e. central: 4 miembros fríos hinchazón abdominal dolor abdominal con preferencia a la palpitación, anorexia, heces pastosas o diarreas	- Plenitud de pulmón: opresión torácica, esputos abundantes, asma, mal estado al estirarse, etc. - Plenitud de estómago: sensación de plenitud en TRM, malestar gástrico, eructos ácidos, vómitos, etc.
Xue	-Vacío de e. esencial: silbidos en los oídos, sordera, vértigos, palpitación, temblor en las manos. Respiración superficial, etc. -Labios descoloridos, insomnio, neurastenia, rampas o temblores musculares, etc.	- Plenitud de hígado: cefalea, deslumbramientos, etc. - Equimosis subcutáneas, dolor y morados locales, piel, dolor corporal, rampas, meridianos, vasos, dolor pivotante en tórax, espalda y brazos TRS dolor gástrico TRM dolor abdominal TRI

Ahora paso a darles un resumen grafico muy valioso para la mejor interpretación de los síndromes o patrones:

El   Equilibrio, 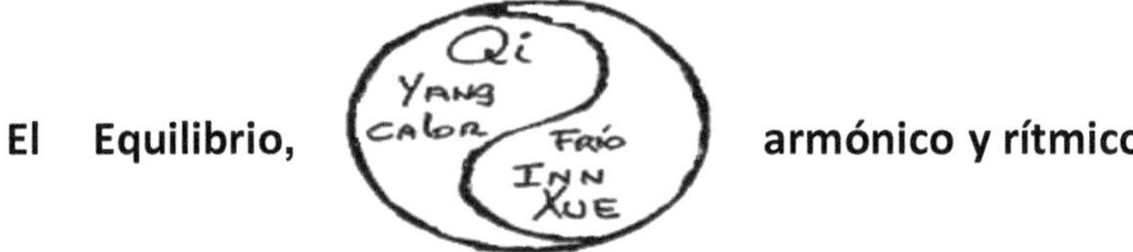 **armónico y rítmico**

Donde Qi es Energía también Yang y regula el calor.

Y Xue es Sangre también Inn y regula el Frío.

Gracias a ello se mantiene la temperatura regulada en el cuerpo garantizando las funciones de todo el organismo.

Solo hay dos posibilidades de desequilibrio:

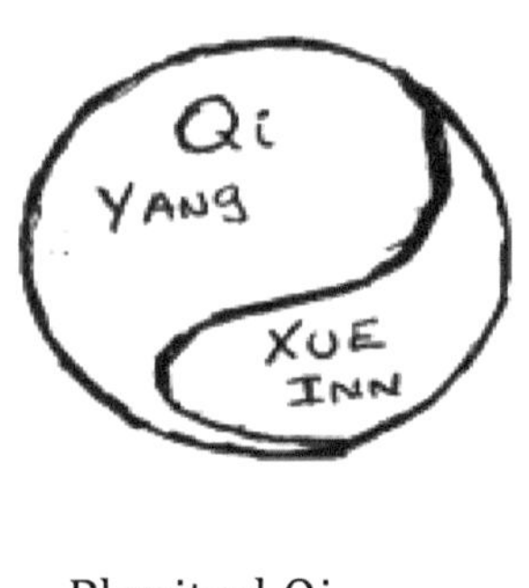

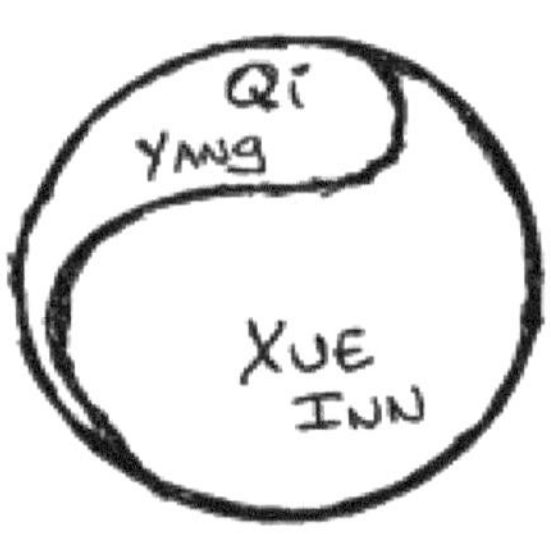

Plenitud Qi	Plenitud Xue
Plenitud Yang	Plenitud Inn
Vacío Xue	Vacío Qi
Vacío Inn	Vacío Yang
Calor	**Frio**

Aprenda Fácilmente MTCh.

Una plenitud de Qi o plenitud de Yang genera calor.

Una plenitud de Xue o plenitud de Inn genera frio.

El Frío Constriñe, Debilita, Lentifica, Bloquea, Estanca, Concentra, el calor lo contrario.

Ahora veremos funciones específicas propias de cada uno y su disfunción.

LAS FUNCIONES DEL QI-YANG

1.	CALENTAMIENTO O RECALENTAR: Con esta función de calentamiento el organismo asegura la temperatura normal del cuerpo y la energía para las funciones fisiológicas de los órganos, entrañas, aparatos y tejidos; además permite una buena circulación de la sangre y líquidos orgánicos, así como la evaporación de estos líquidos.

EN CASO DE DISFUNCIÓN: Disminución de la temperatura corporal, miedo al frío, extremidades frías, disminución de la velocidad de la actividad funcional de los órganos y entrañas.

2. HACER CIRCULAR-PROPULSIÓN-IMPULSO: La energía posee la capacidad de promover la circulación de la sangre, transportando las sustancias nutritivas por todo el organismo, con el objeto de acelerar el desarrollo y el metabolismo del cuerpo humano. La acción dinámica del Qi se expresa en la activación de las funciones de crecimiento y de desarrollo del organismo en la estimulación de las funciones de las vísceras, de los meridianos, en la producción y en la circulación de la sangre y de los líquidos orgánicos.

EN CASO DE DISFUNCIÓN: Retraso del crecimiento, hipofunciones diversas, trastornos de producción y de circulación de la sangre y de los líquidos orgánicos y en la excreción de los residuos.

3. PROTEGER-DEFENDER: La energía desempeña un papel de defensa de la superficie cutánea del cuerpo y de resistencia a la invasión de las energías perversas exógenas. El Qi posee una función inmunitaria que se expresa en la capacidad de resistir a la penetración de las energías patógenas (Xie Qi) y luchar contra estas cuando ya han invadido el organismo.

EN CASO DE DISFUNCIÓN: Baja de defensas inmunológicas, vulnerabilidad a los agentes patógenos el paciente está fácilmente sometido a enfermedades infecciosas, síndrome gripal, y tiene dificultades en superar una enfermedad cuando esta se declara, convalecencia que se alarga, recaídas fáciles.

Aprenda Fácilmente MTCh.

4. RETENER-CONTROL-HOMEOSTASIA: Esta función del Qi permite contener la sangre, los líquidos orgánicos, el Jing y las vísceras en sus lugares respectivos. Es un estado fisiológico normal en que la sangre circula dentro de los vasos y no se desborda gracias a la función de homeostática de la energía, gracias a esto el sudor, orina etc., no se excretan en forma abusiva. Por ejemplo a través del Qi del bazo, que contiene la sangre en los vasos sanguíneos, en la solidez del Qi de los riñones, que controla los orificios interiores, o en la firmeza del Ren mai y Chong mai, que permite el buen desarrollo del embarazo.

EN CASO DE DISFUNCIÓN: Extravasación sanguínea e incluso hemorragias, escape de líquidos orgánicos; transpiración espontánea, salivación excesiva, incontinencia de orina, prolapsos, espermatorreas, abortos naturales.

5. TRANSFORMAR-TRANSFORMACIÓN ENERGETICA: El Jing, la sangre, los líquidos orgánicos, y el mismo Qi están sometidos a mecanismos de transformación permanentes. El conjunto de los metabolismos depende de esta función del Qi, ya se trate de la producción de sustratos vitales o de la eliminación de los residuos.

EN CASO DE DISFUNCIÓN: Trastornos de la digestión y de la asimilación de los alimentos, es decir sí no hay energía para la bio transformación estos procesos son incompletos, hay trastornos en la producción del Qi, de la sangre o de los líquidos orgánicos o de la excreción (sudor, orinas, heces).

FUNCIONES DE LA SANGRE-YIN

1. NUTRICIÓN: La sangre transporta los elementos nutritivos necesarios para el buen funcionamiento del organismo, como alimentar todas las partes del organismo como la piel, cabello, tendones, huesos, meridianos, órganos, entrañas y así asumir sus distintas funciones fisiológicas. La sangre está igualmente compuesta de líquidos orgánicos, por lo tanto también cumplen la función de humedecer los tejidos.

EN CASO DE DISFUNCION: Sequedad de la piel, rigidez muscular, sequedad de la nariz, de la boca, de los intestinos, de los ojos, de las mucosas, de los tejidos, además debilidad general y disminución del ritmo de la actividad funcional de las vísceras.

2. CALMAR-SER SOPORTE SUSTANCIAL DE LA ACTIVIDAD MENTAL Y ESPIRITUAL: En numerosas tradiciones se considera que la sangre es el vehículo del espíritu. La insuficiencia o la disfunción de la sangre tienen una repercusión neurológica, mental y emocional.

EN CASO DE DISFUNCIÓN: Insomnio, pérdida de la memoria, agitación y, en casos graves, pérdida del conocimiento, trastornos psiquiátricos, coma. Además tiene la función de refrescar y transformar.

Aprenda Fácilmente MTCh.

FUNCIONES DE LOS LÍQUIDOS ORGÁNICOS

El origen de los líquidos orgánicos es la alimentación y las bebidas.

Su producción depende de la actividad del estómago que recibe los alimentos, del bazo que extrae su esencia sutil, del intestino delgado que absorbe y rige los Ye, del intestino grueso que reintegra al organismo una parte de los fluidos y que rige los Jin (liquidos), y el comandante de los líquidos el riñón, con el riñón yang dándole al riñón yin la suficiente energía para la doble filtración glomerular y formar el agua madre o shen shui, líquido intersticial.

1. HUMEDECER: La principal función de los líquidos orgánicos es humedecer, también es un medio en el que circulan las sustancias nutritivas.

DISFUNCIÓN: Sequedad de la piel, de los ojos, nariz, boca, intestinos (estreñimiento), de los tejidos.

2. COMPLETAR Y NUTRIR: Los líquidos orgánicos son un componente esencial de la sangre, completan el volumen que circula por los vasos y puede compensar momentáneamente una reducción de la masa sanguínea, además de fluidificar la sangre.

DISFUNCIÓN: Perturbación de la circulación sanguínea.

3. EQUILIBRAR EL YIN Y EL YANG: Los líquidos orgánicos permiten la regulación de la temperatura en el cuerpo y a la adaptación a las variaciones climáticas; cuando hace calor se transpira mucho más y se orina poco; cuando hace frío se orina mucho, pero se transpira poco. En las enfermedades del calor, la presencia o ausencia de los líquidos orgánicos determina el pronóstico, siempre queda vida mientras subsisten los líquidos orgánicos.

DISFUNCIÓN: Deshidratación, trastornos neurovegetativos, ciertas formas de diabetes, además los líquidos orgánicos, al recoger y transportar los productos del catabolismo, aseguran la excreción permanente de los residuos (orina, sudor).

CAPITULO NUEVE

El Shen y sus cinco formas:

• El *Shen* propiamente dicho, en relación con el Corazón, coordina el psiquismo y configura (como se configura un ordenador) al ser humano. Es responsable de la coherencia de la personalidad y se expresa en los aspectos más elevados de la inteligencia, particularmente en la capacidad de manejar las situaciones y de adaptarse en las mejores condiciones al medio que le rodea, sacando partido de las energías exteriores e interiores del organismo. Cuando funciona correctamente, la mente está clara, el corazón sereno y el discurso es inteligible. Su deficiencia provoca un estado depresivo, timidez, incapacidad de tener una percepción justa de las situaciones, originando una tendencia a quejarse sin cesar y, en casos graves, a una desestructuración de la personalidad. Cuando el *Shen* está perturbado, hay euforia, incoherencia, confusión…

• El *Hun*, en relación con el Hígado, genera los proyectos y proporciona toda su riqueza al inconsciente (sueños, deseos…). Es una fuerza dinámica que desencadena los impulsos necesarios para emprender una acción. Se halla en relación con el atavismo, el instinto hereditario, la fuerza de la palabra, las pulsiones y las pasiones. Como controla la imaginación, desempeña un papel esencial en todo acto de creación, permitiendo la elaboración de una estrategia. Su deficiencia reduce los impulsos, los deseos y el entusiasmo y ocasiona un empobrecimiento de la imaginación y una incapacidad para concebir planes de acciones futuras.

Cuando el *Hun* está perturbado, el sueño es agitado, se tienen sueños violentos o pesadillas, los proyectos son excesivos e incoherentes, la imaginación desbocada y las pulsiones incontrolables.

• El **Po**, en relación con el Pulmón, es la parte de la conciencia más corporal, que determina las acciones y reacciones del organismo destinadas a permitirle escoger, sin que intervenga la mente, lo que es útil para su supervivencia y a rechazar lo que le es perjudicial. Se expresa en los instintos primarios (succión, deglución...), y más particularmente en el instinto de conservación, vinculado al apego inconsciente al cuerpo. Está simbólicamente muy cercano a la Sangre, como el *Hun* lo está al Qi. Su deficiencia origina una pérdida del instinto de conservación, vulnerabilidad y desinterés. Cuando el *Po* está perturbado, se observa un estado obsesivo unido a un miedo al futuro.

• El **Yi**, en relación con el Bazo, es la parte de nuestra mente responsable del registro de las experiencias, de su clasificación, conservación, compilación y reformulación. Directamente unido a la memoria, gestiona la capacidad de integrar y de reproducir informaciones, ya que estas dos fases son complementarias, especialmente en el aprendizaje. Cuando funciona el *Yi,* se comprende fácilmente, se retiene con comodidad, se concibe bien y se enuncia con claridad. En caso de deficiencia, la memoria es débil y la conceptualización confusa. Cuando el *Yi* se halla perturbado, la memoria se vuelve obsesiva, es imposible desapegarse de las experiencias del pasado y las experiencias y las ideas fijas estorban la mente.

• **El *Zhi*,** en relación con los Riñones, corresponde a la voluntad, a la determinación, a la capacidad para realizar una intención. Es indispensable para llevar a término una acción, sin dejarla que se desvíe por los obstáculos. Aporta autoridad y afirmación del yo. Su deficiencia produce miedo, un carácter indeciso y cambiante, desánimo y sometimiento a la adversidad Cuando el *Zhi* se expresa demasiado, se observa temeridad, tiranía, autoritarismo y obstinación. La actividad funcional de cada órgano depende de las inducciones que le son transmitidas a partir de estos «Espíritus viscerales», cada uno de los cuales se

ENTIDAD PSIQUICA	PUNTO	NOMBRE DEL PUNTO	LOCALIZACION 4 DEDOS LINEA MEDIA	MASAJE ENERGETICO
TRISTEZA , MELANCOLIA , RECUERDOS , APEGOS	42 V	POHU 1ra Puerta del alma	3ra y 4ta Vértebra dorsal	Dedo Índice
EUFORIA ,EMOCIONES EXCESIVAS , TODAS LAS EMOCIONES	44 V	SHENTANG Palacio de la providencia	5ta y 6ta Vértebra dorsal	Dedo medio
RABIA , SOBERBIA, FALTA DE DECISION	47 V	HUNMEN 2da Puerta del alma	9na y 10 ma Vértebra dorsal	Dedo anular
OBSESION , STRESS	49 V	YISHEN Asalto a la imaginación	11 Y 12 vértebra dorsal	Dedo Pulgar
MIEDO , FALTA DE VOLUNTAD	52 V	ZHISHE Asiento de la voluntad	2da y 3ra Vértebra Lumbar	Dedo Meñique

encarga de un aspecto particular de la personalidad, de las emociones y de los modos de comportamiento específicos.

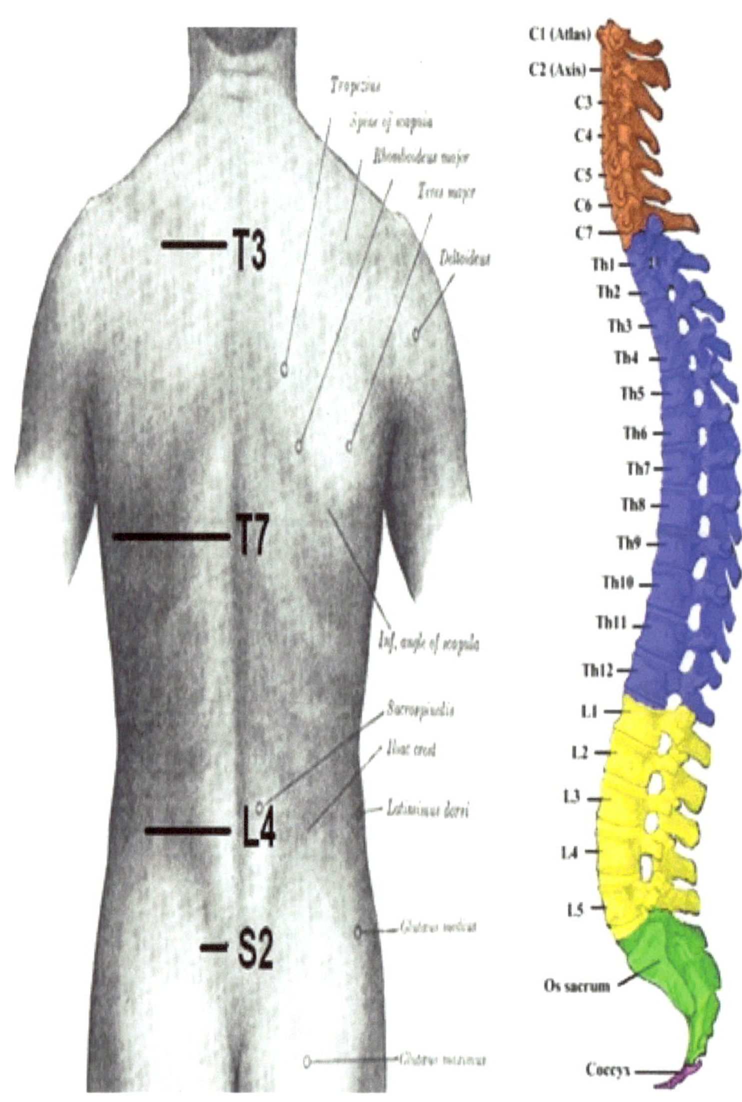

Aprenda Fácilmente MTCh.

LA PSICOSOMATICA EN BIOENERGETICA

El corazón es el guardián de los 3 tesoros o de los 3 Qi extraordinarios que son:

1.- la esencia congénita (Zhong) y la adquirida (Jing),

2.- la energía vital (Tongqi) y

3.- el espíritu o la mente (JingShen ó esencial del Shen).

También debemos saber, que los 3 tesoros son transportados por el Xue, que se complementan entre sí, son indisolubles, forman un todo y así la esencia (congénita-adquirida) es la madre de la energía, quien a su vez genera la esencia.

El Shen se deriva del Qi y el Shen influye en el Qi (Teoría Thin-Qi-Shen), de modo que la insuficiencia de la esencia alterará al Shen y viceversa. El Shen, tiene como base material la esencia trasformada de los alimentos (Corteza suprarrenal-cielo posterior) y la embrionaria (médula suprarrenal-cielo anterior), por ello, la nutrición influye en el Shen. Como dice el refrán popular: es muy importante que en el seno de la familia haya una dieta común, para que los problemas y alegrías sean comunes. A su vez un Shen armónico, equilibrado, produce salud física. Un desequilibrio del mental acarrea la enfermedad física.

El conjunto de las energías del cielo anterior y del cielo posterior se denominan factores Zheng qi o energía esencial, que es la responsable de las 3 funciones vitales fundamentales (Térmica, nutricia, defensiva), así como de la personalidad esencial o primaria (JingShen), y de las actitudes generales para la supervivencia y la procreación del individuo.

Estas energías condicionan los rasgos de la personalidad (JingShen) provocando las pautas de comportamiento subconsciente (energía ancestral) o consciente (energía del cielo posterior). La personalidad esencial o primaria (JingShen), dependerá o no del ancestro, de acuerdo al predominio de la energía del cielo anterior o del cielo posterior. En la edad temprana predomina la energía del cielo anterior, pues está prácticamente intacta, pero posteriormente, progresivamente en el tiempo, predominará la del cielo posterior.

La energía Zhong reacciona con el Qi propio de cada órgano originándose los 5 BerShen o las actitudes básicas. Esta acción es posible a través del Renmai ("mar de los órganos" o "mar del Yin"), que es el vaso regulador del conjunto de los órganos que transporta el Zhengqi hasta cada uno de ellos.

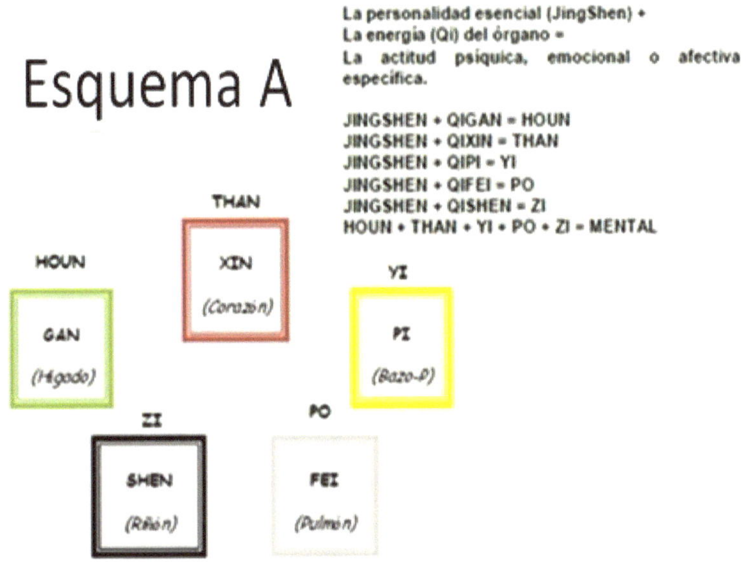
Esquema A

La personalidad esencial (JingShen) +
La energía (Qi) del órgano =
La actitud psíquica, emocional o afectiva específica.

JINGSHEN + QIGAN = HOUN
JINGSHEN + QIXIN = THAN
JINGSHEN + QIPI = YI
JINGSHEN + QIFEI = PO
JINGSHEN + QISHEN = ZI
HOUN + THAN + YI + PO + ZI = MENTAL

HOUN
GAN
(Hígado)

THAN
XIN
(Corazón)

YI
PI
(Bazo-P)

ZI
SHEN
(Riñón)

PO
FEI
(Pulmón)

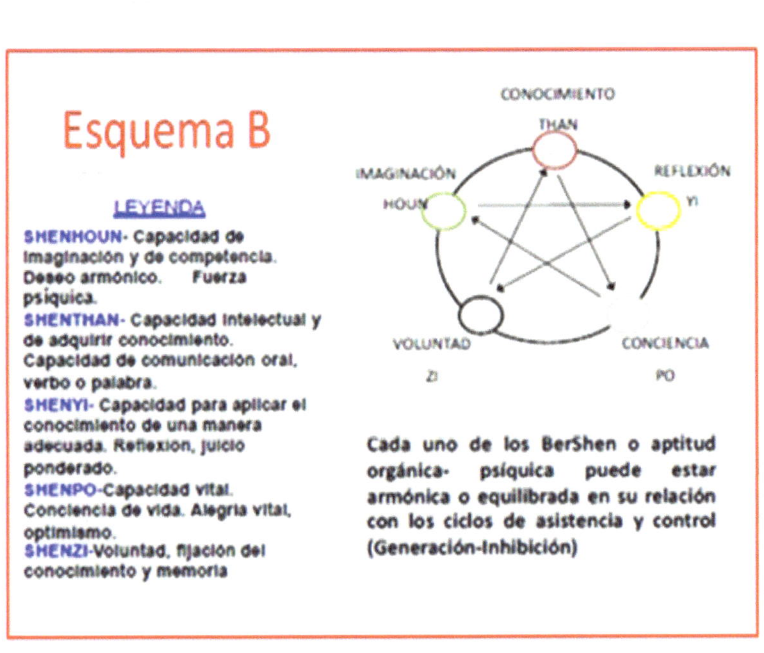
Esquema B

LEYENDA

SHENHOUN- Capacidad de imaginación y de competencia. Deseo armónico. Fuerza psíquica.
SHENTHAN- Capacidad intelectual y de adquirir conocimiento. Capacidad de comunicación oral, verbo o palabra.
SHENYI- Capacidad para aplicar el conocimiento de una manera adecuada. Reflexión, juicio ponderado.
SHENPO- Capacidad vital. Conciencia de vida. Alegría vital, optimismo.
SHENZI- Voluntad, fijación del conocimiento y memoria

CONOCIMIENTO
THAN
IMAGINACIÓN
HOUN
REFLEXIÓN
YI
VOLUNTAD
ZI
CONCIENCIA
PO

Cada uno de los BerShen o aptitud orgánica- psíquica puede estar armónica o equilibrada en su relación con los ciclos de asistencia y control (Generación-Inhibición)

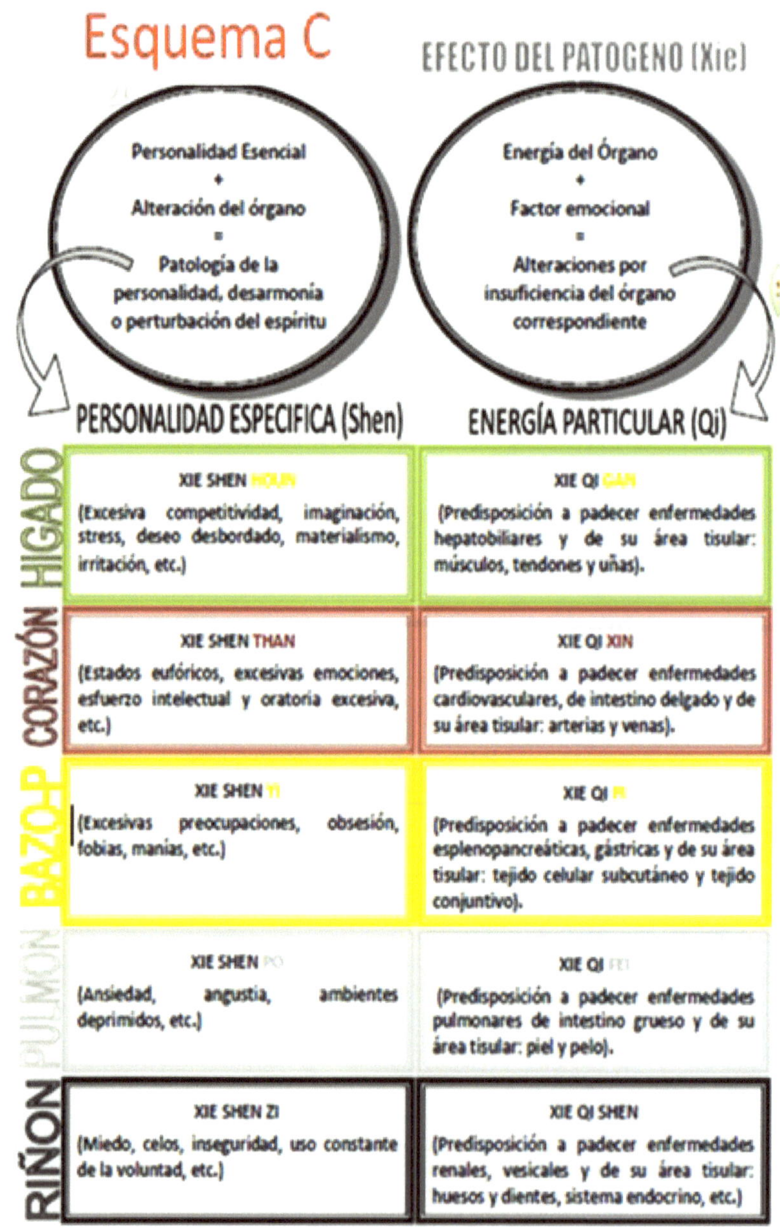

Esquema C

EFECTO DEL PATOGENO (Xie)

Personalidad Esencial
+
Alteración del órgano
=
Patología de la personalidad, desarmonía o perturbación del espíritu

Energía del Órgano
+
Factor emocional
=
Alteraciones por insuficiencia del órgano correspondiente

PERSONALIDAD ESPECIFICA (Shen)

ENERGÍA PARTICULAR (Qi)

HIGADO

XIE SHEN HOUN
(Excesiva competitividad, imaginación, stress, deseo desbordado, materialismo, irritación, etc.)

XIE QI GAN
(Predisposición a padecer enfermedades hepatobiliares y de su área tisular: músculos, tendones y uñas).

CORAZÓN

XIE SHEN THAN
(Estados eufóricos, excesivas emociones, esfuerzo intelectual y oratoria excesiva, etc.)

XIE QI XIN
(Predisposición a padecer enfermedades cardiovasculares, de intestino delgado y de su área tisular: arterias y venas).

BAZO-P

XIE SHEN YI
(Excesivas preocupaciones, obsesión, fobias, manías, etc.)

XIE QI PI
(Predisposición a padecer enfermedades esplenopancreáticas, gástricas y de su área tisular: tejido celular subcutáneo y tejido conjuntivo).

PULMÓN

XIE SHEN PO
(Ansiedad, angustia, ambientes deprimidos, etc.)

XIE QI FEI
(Predisposición a padecer enfermedades pulmonares de intestino grueso y de su área tisular: piel y pelo).

RIÑON

XIE SHEN ZI
(Miedo, celos, inseguridad, uso constante de la voluntad, etc.)

XIE QI SHEN
(Predisposición a padecer enfermedades renales, vesicales y de su área tisular: huesos y dientes, sistema endocrino, etc.)

Aprenda Fácilmente MTCh.

Sin embargo, está armonía o equilibrio puede alterarse, bien por un proceso patológico o por una alteración de la energía (Qi) del órgano, originando un disturbio emocional o psíquico (XieShen).

Todas las manifestaciones del cosmos son energía por ejemplo:

A	Houn, imaginación, audacia, valentia, competitividad, deseo, ira, cólera, mijo, carnero, Do, acido, agrio, rancio, verde, primavera.	Hígado
B	THAN, conciencia, verbo, conocimiento, alegria, labilidad, logorrea, La, trigo, pollo, amargo quemado, rojo.	Corazón
C	Yi, reflexión, ponderación, seriedad, obsesión, manias, preocupación, mi, centeno, vaca, dulce, perfumado el color amarrillo	Bazo páncreas
D	Po, optimismo, vitalidad, sensibilidad, carisma, alma sensitiva, tristeza, melancolias, depresión, RE, arroz, caballo, picantes, blanco.	Pulmón
E	Zi, voluntad, determinación, miedo, celos, inseguridad, sol, guisantes, salado, pútrido, negro.	Riñón

Anexos

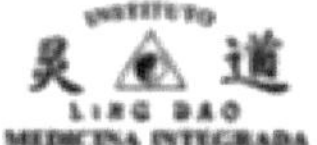

INSTITUTO DE MEDICINA INTEGRADA "LING DAO"
Instituto para la Educación, Investigación, Difusión y Aplicación de las Medicinas Alternativas y/o Complementarias
Tel: 0414 4775067, 0416 0404040   0243 5535649
Registro Mercantil 1º de la Circunscripción Judicial del Edo. Aragua Nº 106 Tomo 1-B

TABLA DE CLASIFICACIÓN DE PUNTOS

CANAL	TING POZO	Ion MANANTIAL	Iu ARROYO	King RIO	Ho MAR	LUO	YUAN	SHU	MU	XI	Madre	Hijo
Pulmón Yinn	Shao Shang P11	Yu Ji P10	Tai Yuan P9	Jing Qu P8	Chi Ze P5	Lie Que P7	Tai Yuan P9	Fei Shu V13	zhong Fu P1	Kong Zui P6	Tai Yuan P9	Chi Ze P5
Intestino. G Yang	Shang Yang IG 1	Er Jian IG 2	San Jian IG 3	Yang Xi IG 5	Qu Chi IG11	Pian Li IG 6	He Gu IG 4	Da Chang Shu V25	Tian Shu E25	Wen Liu IG 7	Qu Chi IG11	Er Jian IG 2
Estómago yang	Li Dui E45	Nei Ting E44	Xian Gu E43	Jie Xi E41	Zu San Li E36	Feng Long E40	Chong Yang E42	Wei Shu V21	Zhong Wan Ren12	Liang Qiu E34	Jie Xi E41	Li Dui E45
Bazo P. Yinn	Yin Bai B1	Da Du B2	T ai Bai B3	Shang Qiu B5	Yin Ling Quan B9	Gong Sun B4	Tai Bai B3	Pi Shu V20	Zhang Men H13	Di Ji B8	Da Du B2	Shang Qiu B5
Corazón Yinn	Shao Chong C9	Shao Fu C8	Shen Men C7	Ling Dao C4	Shao Hai C3	Tong Li C5	Shen Men C7	Xin Shu V15	Ju Que Ren14	Yin Xi C6	Shao Chong C9	Shen Men C7
I.Delgado Yang	Shao Ze ID1	Qian Gu ID2	Hou Xi ID3	Yang Gu ID5	Xiao Hai ID8	Zhi Zheng ID7	Wan Gu ID4	Xiao Chang Shu V27	Guan Yuan Ren4	Yang Lao ID6	Hou Xi ID3	Xiao Hai ID8
Vejiga Yang	Zhi Yin V67	Tong Gu V66	Shu Gu V65	Kun Lun V60	Wei Zhong V40	Fei Yang V58	Jing Gu V64	Pang Guang Shu V28	Zhong Ji Ren3	Jin Men V63	Zhi Yin V67	Shu Gu V65
Riñón Yinn	Yong Quan R1	Ran Gu R2	Tai Xi R3	Fu Liu R7	Yin Gu R10	Da Zhong R4	Tai Xi R3	Shen Shu V23	Jing Men VB25	Shui Quan R5	Fu Liu R7	Yong Quan R1
M.C Pericardio Yinn	Zhong Chong PC9	Lao Gong PC8	Da Ling PC7	Jian Shi PC5	Qu Ze PC3	Nei Guan PC6	Da Ling PC7	Jue Yin Shu V14	Shan Zhong Ren17	Xi Men PC4	Zhong Chong PC9	Da Ling PC7
T.R San Jiao Yang	Guan Chong SJ1	Ye Men SJ2	Zhong Zhu SJ3	Zhi Gou SJ6	Tian Jing SJ10	Wai Guan SJ5	Yang Chi SJ4	San Jiao Shu V22	Shi Men Ren5	Hui Zong SJ7	Zhong Zhu SJ3	Tian Jing SJ10
V. Biliar Yang	ZuQiao Yin VB44	Xia Xi VB43	Lin Qi VB41	Yang Fu VB38	Yang Ling Quan VB34	Guang Ming VB37	Qiu Xu VB40	Dan Shu V19	Ri Yue VB24	Wai Qiu VB36	Xia Xi VB43	Yang Fu VB38
Hígado Yinn	Da Dun H1	Xing Jian H2	Tai Chong H3	Zhong Feng H4	Qu Quan H8	Li Gou H5	Tai Chong H3	Gan Shu V18	Qi Men H14	Zhong Du H6	Qu Quan H8	Xing Jian H2

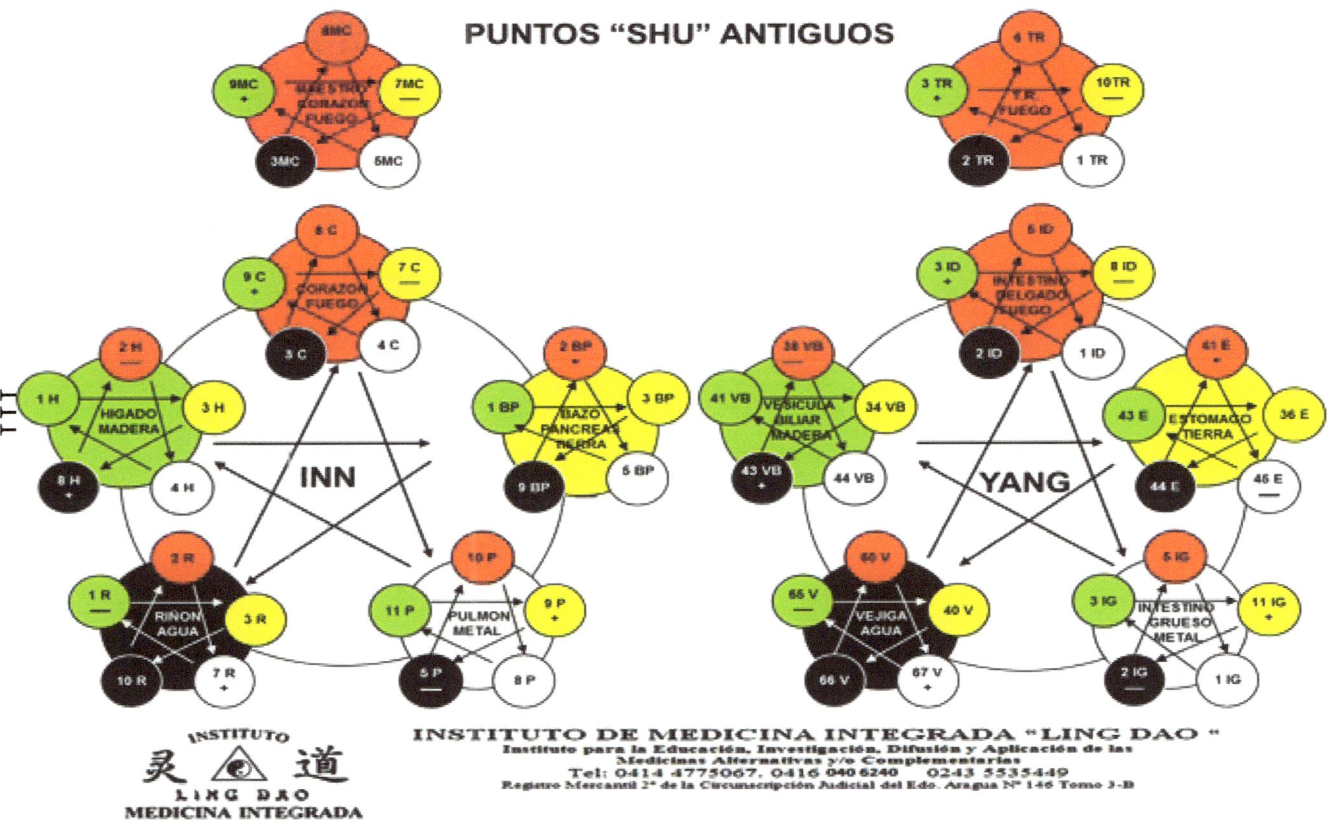

PUNTOS "SHU" ANTIGUOS
MAESTRO CORAZON FUEGO
9MC + / 7MC / 8MC / 3MC / 5MC
TR FUEGO
3 TR + / 10TR / 4 TR / 2 TR / 1 TR
CORAZON FUEGO
9 C + / 7 C / 8 C / 3 C / 4 C
INTESTINO DELGADO FUEGO
3 ID + / 8 ID / 6 ID / 2 ID / 1 ID
HIGADO MADERA
1 H / 3 H / 2 H / 8 H + / 4 H
BAZO PANCREAS TIERRA
1 BP / 3 BP / 2 BP - / 9 BP / 5 BP
VESICULA BILIAR MADERA
41 VB / 34 VB / 38 VB / 43 VB + / 44 VB
ESTOMAGO TIERRA
43 E / 36 E / 41 E + / 44 E / 45 E
INN
YANG
RIÑON AGUA
1 R / 3 R / 2 R / 10 R / 7 R +
PULMON METAL
11 P / 9 P + / 10 P / 5 P / 8 P
VEJIGA AGUA
65 V / 40 V / 60 V / 66 V / 67 V +
INTESTINO GRUESO METAL
3 IG / 11 IG + / 5 IG / 2 IG / 1 IG
INSTITUTO
LING DAO
MEDICINA INTEGRADA
INSTITUTO DE MEDICINA INTEGRADA "LING DAO"
Instituto para la Educación, Investigación, Difusión y Aplicación de las
Medicinas Alternativas y/o Complementarias
Tel: 0414 4775067, 0416 040 6240   0243 5535449
Registro Mercantil 2ª de la Circunscripción Judicial del Edo. Aragua Nº 146 Tomo 3-B

Dr. Manuel Enrique Sarmiento R.

112

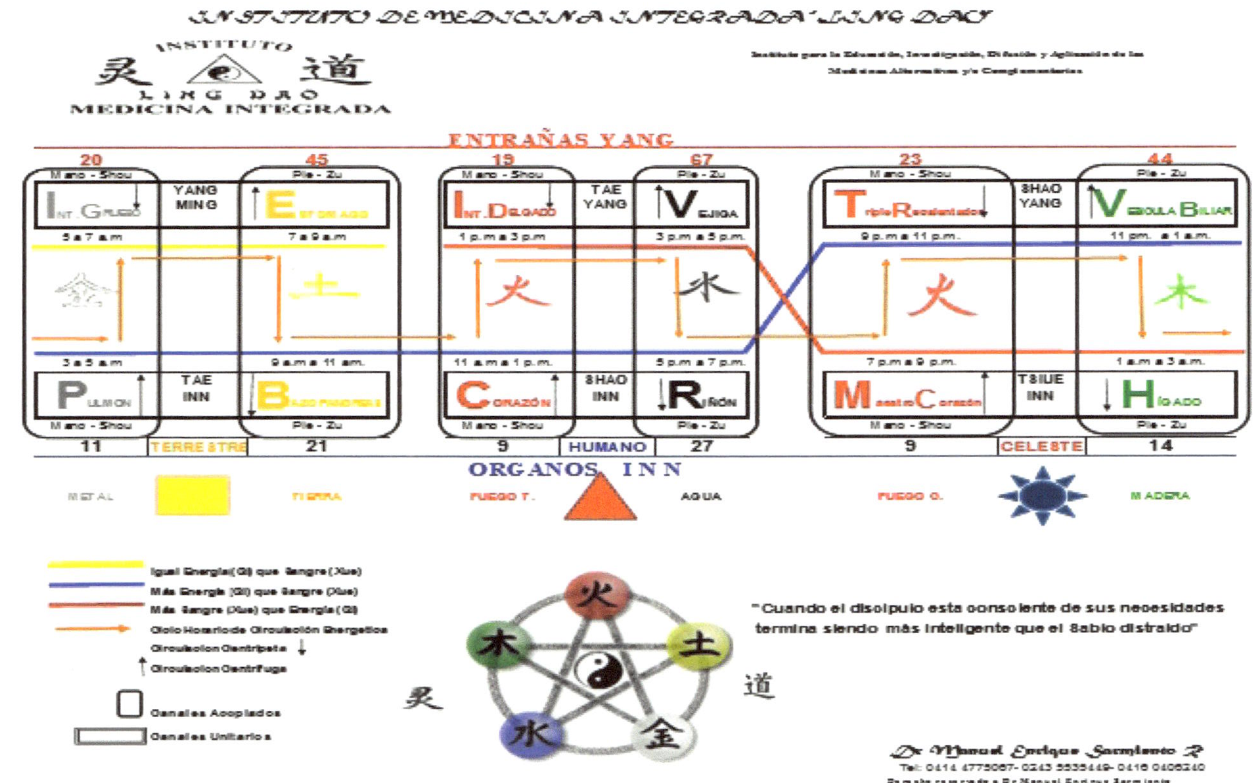

Aprenda Fácilmente MTCh.

114

Aprenda Fácilmente MTCh.

PUNTOS SU ANTIGUOS DE LOS MERIDIANOS YANG

Meridianos Yang	Pozo Ting Metal	Manantial Iong Agua	Arroyo Shu Madera	Río King Fuego	Mar Ho Tierra
Intestino Grueso Metal	1 IG Shangyang Separacion del Yang	2 IG Erjian 2do. Intervalo	3 IG Sanjian 3er. Intervalo	5 IG Yangxi Torrente del Yang	11 IG Quchi Estanque Sinuoso
Triple Recalentador Fuego	1 TR Guanchong Asalto de la barrera	2 TR Yemen Puerta de los liquidos	3 TR Zhongzhu Islote central	6 TR Zhigou Foso ramificado	10 TR Tianjing Pozo celestial
Intestino Delgado Fuego	1 ID Shaoze Pequeños vapores luminosos	2 ID Quiangu Valle Interior	3 ID Houxi Continuidad del Torrente	5 ID Yanggu Valle del Yang	8 ID Xiaohai Pequeño Mar
Estomago Tierra	45 E Lidui Trasvase austero	44 E Neiting Corte Interior	43 E Xiangu Valle Hundido	41 E Jiexi Comprender el Torrente	36 E Zusanli Divina Indiferencia Terrestre
Vesicula Biliar Madera	44 VB Zuqiaoyin Via de comunicación Yin	43 VB Xiaxi Defender el Torrente	41 VB Zulinqui Descenso de las lagrimas	38 VB Yangfu Deposito del Yang	34 VB Yanglignquan Fuente de la Colina Yang
Vejiga Agua	67 V Zhiyin Llegada del Yin	66 V Tonggu Comunicar con el Valle	65 V Shugu Ligadura fortificada	60 V Kunlun Montaña del Valle Lun	40 V Weizhong Carga Central

PUNTOS SU ANTIGUOS DE LOS MERIDIANOS INN

Meridianos Inn	Pozo Ting Madera	Manantial Iong Fuego	Arroyo Shu Tierra	Río King Metal	Mar Ho Agua
Pulmón Metal	11 P Shaoshang Mercader menor Mansion Celeste Joven	10 P Yuji El espacio del Ser	9 P Taiyuan Abismo de la Mansion celeste	8 P Jingqu Sendero de la transmision	5 P Chize Estanque de Vapores Luminosos
Maestro de Corazón Fuego	9 MC Zhongchong Asalto Central	8 MC Laogong Palacio de las fatigas	7 MC Daling- Xinshu Gran Mesera – Maestro de Corazón	5 MC Jianshi El Intermediario	3 MC Quze Vapores Luminosos
Corazón Fuego	9 C Shaochong Comenzar la Transmisión	8 C Shaofu Alegria en conformidad con el dolor y en concordancia con los hombres... dolor y justicia	7 C Shenmen Puerta del Espiritu	4 C Lingdao Ruta del Espiritu	3 C Shaohai Alegría de Vivir
Bazo Pancreas Tierra	1 BP Yinbai Vacio latente	2 BP Dadu Gran encuentro	3 BP Taibai Claridad Suprema	5 BP Shanqiu Deliberacion de la Montaña	9 BP Yinlingquan Fuente de la Colina
Higado Madera	1 H Dadun Gran Abundancia	2 H Xingjian Intervalo activo	3 H Taichung Asalto Supremo	4 H Zhongfeng Sello Central	8 H Ququan Fuente de la Curva Sinuosa
Riñón Agua	1 R Yongquan Fuente floreciente de la Tierra	2 R Rangu Valle de la aprobacion	3 R Taixi Torrente Supremo	7 R Fulru Renovar lo retenido	10 R Yingu Valle del Inn

Aprenda Fácilmente MTCh.

Bibliografía

Múltiples libros editados de diferentes autores algunos de ellos:

- Álvarez, López, Ricardo. Fisiopatología de la Acupuntura. Libreros Editores S.R.L. 1975.

- Álvarez, Simo, E. Tratado de Acupuntura Maisonneuve Editeur.

- Beau, Georges. Acupuntura. Ediciones Martínez Roca.

- Borsarello, J. Manual Clínico de Acupuntura TmdicionaL Editorial Masson S.A. 1984.

- Bossy, Jean. Atlas anatómico de los puntos de acupuntura. Editorial Masson. S.A. 1984.

- Caballero. Oscar. Las Medicinas Marginadas. Edkiones Guadarrama. Madrid.

- Carballo, Floreal. Acupuntura y Aurioculoterapia. Editorial Kier.

- Chao Chang, Cheng. Anatomía Acupuntural. Versión Española. Editorial Cabal.

- Chao Chang, Cheng. Leyes de la Acupuntura, Mediodía - Medianoche. Cabal. Madrid.

- Chen Chiu (Acupuntura); Facultad de Medicina Tradicional de Shangai; 4 tomos, Ediciones Shao Hwa. Kowloon, Hong Kong.

- Chen Chiu Hsueh (La Ciencia de la Acupuntura), Nueva Facultad de Medicina de Provincia de Kiangsu., Ediciones Jen Min, Pekín.

- Chen Chiu Ling Ch'uan Hsueh T'u Chiech (Localización de los Puntos en la Práctica de la Acupuntura Ilustrada); Facultad de Medicina Tradicional de Pekín Ediciones Jen Min Pekín.

- Chia, Mantak. La Energía Curativa. Editorial Mirach.

- Duke. Marc. Acupuntura. Ediciones Bellaterra.

- Embid, Alfredo. Enciclopedia permanente de Medicina China.

- He Shuha. Diagnostico en M.T.Ch. Ediciones Mandala Madrid.

- Huard. Y Wong. Medicina China. E. Guadarrama. Madrid.

- Husson. A. Huang Di Neijing Su Wen. ASMAF. Paris.

- Jarasuriva. Antón. Acupuntura clínica Editorial Biblioteca Nueva.

- Lao Tse. Tao Te King. Colección Fontana.

- Lawson. D. Los 5 Elementos de la Acupuntura y el Masaje Chino, visión libros. Barcelona.

- Manual Médicos Descalzos. Editorial Cabal.

- Marie. Eric. Compendio de Medicina China. Editorial Edaf.

- Medicina Tradicional China, Ediciones Beijing.

Aprenda Fácilmente MTCh.

- Nogueira. A. Fundamentos de Bioergética. Ediciones C.E.M.E.T.C.

- Oshawa. George. Guía de Macrobiótica. Argentina.

- Padilla. J.L. El Arte del Soplo. Escuela Neijing. Madrid. (Todos los Libros)

- P. Ogal Hans. Atlas Gráfico de Acupuntura Seirin. Ediciones Kone Mann.

- Ping. Li. El gran libro de la Medicina China. Ediciones Martínez Roca.

- Soublette. Gaston. Tao Te Jing. Editorial Cuatro Vientos.

- Sussman. David. Acupuntura. Teoría y Práctica. Editorial Kier.

- Testut. L. Compendio de Anatomía Descriptiva. Ediciones Salvat.

- Trokiuer. Jean. Manual de Acupuntura. Plus Vitae.

- Tse Kiang. Yang. La Acupuntura. Editorial Albatros. Argentina.

- Veret. Patrick. Medicina Energética Editorial Everest.

- Watts. Alan. El camino del Zen. Ediciones Arneo.

- Wilhelrn. Richard. I Ching. Editorial Sudamericana. Madrid

- Wolpin. Samuel. Temas de Filosofia Oriental. Editorial Kier.

Dr. Manuel Enrique Sarmiento R.

- TRATADO DE ACUPUNTURA. Tian Chonhuo, Padilla Corral, Julio Garcia, otros.
Editorial AlHambra. España. Cuatro (4) Tomos.

普罗斯佩里达

马牛艾尔　　　　安利克

Aprenda Fácilmente MTCh.

ÍNDICE

Aprenda Fácilmente MTCh.

Este libro se terminó de Imprimir

En Septiembre de 2013

En los talleres de Editorial Excalibur

Barquisimeto Edo. Lara Venezuela

Son 1.000 Ejemplares.